成人病は予防できる

活性酸素と成人病のメカニズム

三石 巌
MITSUISHI Iwao

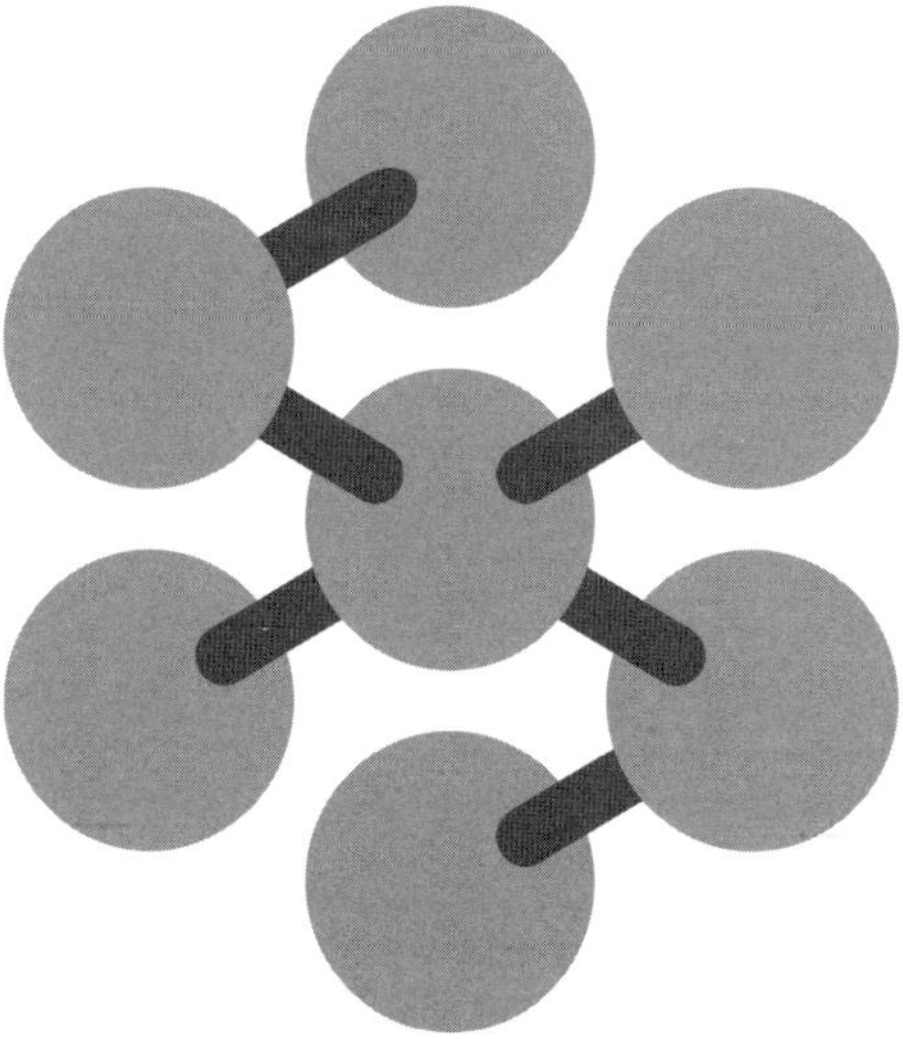

健康自主管理システム 5

1、本シリーズは『三石巌による健康自主管理システム全5巻』（阿部出版刊）を、『健康自主管理システム全5巻』として新たに刊行した。

2、本書は『成人病は予防できる－その理論と実際』（阿部出版刊）を、『成人病は予防できる－活性酸素と成人病のメカニズム』と改題し、再編集したものである。

3、本書は刊行時における科学的視点から、著者が設立した三石理論研究所の半田節子所長による解説を加えた。

プロローグ

本シリーズ④『ガンは予防できる』を書いたときから、私は『成人病は予防できる』の執筆を考えていました。それは11年前のことです。その間に私は、2回この原稿に手をつけて、2回とも投げ出してしまいました。ですから、この原稿は3回目のものになります。まさに、3度目の正直というところです。

私はもともと、他人には書けない本を書くことを信条としています。成人病の本となれば医師が書くべきものでしょうから、素人の私が書けば、他人には書けないものになるに決まっていますが、それだけのことで本を書くわけにはいきません。医師とは違う、1本の太い筋を通したいのです。前の2回の原稿では、その筋が太くありませんでした。だから、挫折したのです。

私からみると、この11年間に、ガンを含めて、成人病の病因論は大きくゆらぎました。その最大の理由は「活性酸素」の登場です。しかもその正体が、次々とあばかれてきました。私は、この活性酸素を1本の筋として、成人病を考えることにしました。そこで初めて、私のペンは推進力を得たのです。

この稿に着手するにあたって、私は自分の構想や文章がかたいことを思いました。これをほぐすための工夫がなければなりませんが、私にとってこれは難事業です。こんなことが頭に引っかかっていると鉛筆の運びは、にぶらざるを得ません。

太い筋を通して、しかも新しい手法で、という私の心意気が、どんな実りをむすぶか、私自身には見えないことです。くやしいけれど、仕方がありません。

成人病といえば、常識上は、成人の死因となる病気を指しています。けれども、本書では、これに痴呆を含めました。成人病を、成人に特有な病気としたい気持からです。一般市民の立場からすれば、中高年になって心配する病気の中には痴呆もある、ということを念頭においたわけです。

私は、一般市民の1人として、成人病にかかりたくないと思う同志諸君に、私が勉強したことを語りたいのです。本書を読んで実践すれば、成人病にかからない確率が、相当に高くなるだろうと思います。素人の甘い考えかもしれませんが……。

1989年3月

三石　巌

目次

プロローグ …… 3
1 拝啓　厚生大臣殿 …… 9
2 松家博士の痴呆研究 …… 13
3 痴呆は食事で防げる …… 19
4 「腹八分目」の危険 …… 23
5 白内障とのたたかい …… 29
6 野上弥生子の食生活 …… 34
7 古典栄養学と分子栄養学――「栄養のバランス」の詭弁 …… 41
8 メガビタミン主義 …… 45
9 わが家のメニュー …… 53
10 牛乳を飲もう …… 58

11 局所ホルモンの話 65
12 プロスタグランディンの面めん 80
13 酸素のテロ活動 88
14 活性酸素のいろいろ 94
15 過酸化脂質とフリーラジカル 101
16 虚血の恐怖 105
17 成人病とは何か 110
18 ガンを考える 114
19 コレステロールの善玉と悪玉 129
20 血管と動脈硬化 135
21 降圧剤の副作用 150
22 高血圧の栄養学 157
23 心筋梗塞・狭心症を考える 166

24 脳卒中を考える 178
25 糖尿病を考える 195
エピローグ 204
父・三石巌とメグビーについて 株式会社メグビー 代表取締役 笹木多恵子 208

1　拝啓　厚生大臣殿

１９８５年末、全国の各新聞は、厚生省（現・厚生労働省）の見解をいっせいに取り上げました。その趣旨は、ビタミンＣ・Ｅの摂りすぎに対する警告です。健康食品の形でそれらのビタミンになじんできた人たちは、冷水をあびせられました。私などは、惰眠をさまされて奮起したのですが。

私はかねてから、健康は自ら守るべきものと考えてきました。「生きぬくための健康法」という副題のついた『人間への挑戦』を書いたのは、１９７２年です。そのためのビタミン大量摂取を始めたのはさらに古く、１９６１年のことでした。

「三石巌全業績」第１巻『科学との出会いを求めて』（現代書林）に採録してありますが、１９７４年に、私は「東京タイムズ」紙上に、「ビタミン大量投与の是非をめぐって」という論文を連載しました。

それが引き金となって、私はビタミンＥの講演をたのまれるようになりました。ビタミンＥというものの名前を、まだ知らない人の多かった時代のことです。私は、ビタミンＥを、健康自主管理の目玉の一つとして位置付けました。

この講演は、１９７４年に『ビタミンＥ健康法』という本にまとまり、ついで、１９７７

年には『ビタミンC健康法』を書きました。それらの本が、ビタミンE・Cの普及に貢献したことは、衆目の見るところでしょう。

このようないきさつからしますと、先の厚生省の発表は、私の思想、特に健康自主管理の思想の否定ということになります。それを、健康管理の主役を医師の手に取り戻すための布石とみる人があっても、不自然ではありません。

いうまでもなく、厚生省は権力者であり、私は医師ですらない科学者です。両者の勝敗は、矛を交える前から決まっています。

それを承知の上で、私は成人病とビタミンとの関係を語ろうとしているわけなのです。

1985年末、ある座談会で、雑誌『健康ファミリー』編集長と一緒になりました。

彼は開口一番、「今度の厚生省の発表は、FDA（アメリカ食品医薬品局）の怨念ですよ。最近アメリカのFDAを訪ねてみて、それを痛感しましたよ」と言って、私の度肝を抜きました。アメリカの厚生省がくしゃみをしたから、日本の厚生省もくしゃみをしたということか、と尋ねたら、彼はそうだと答えました。

ご存じの通り、アメリカではビタミンもミネラルも薬事法から外されました。市民とFDAとの間で裁判があって、市民の勝訴となったものです。これはいわば真理の勝利であって、当然の判決ともいえるでしょうが、ライナス・ポーリングという現代最高の科学者を味方にしたことが大きかったのです。寺島氏は、FDAの怨念がきわめて深いことを、自分の目で見てきたわけです。

冒頭に挙げた厚生省の動きと同じ動きが、アメリカにもあったのです。これに対して、栄養学者たちは、学問に対する侮辱だとして反発しています。このような権力と科学との対決は、おおげさにいえばガリレオ以来のものです。

日本ばかりでなく、すべての先進国は平均寿命の延長に悩まされています。高齢者の人口増が、社会の重荷になってきたからです。

第一、高齢者などは戦場でも役に立ちはしません。そこで、平均寿命の延びを静かにおさえるにはどうすればよいか、という問題をもつ政治家があっても不思議はない、ということになるでしょう。

そのもっとも無難で確実な方法が、ビタミンE・Cのカットだということが、私の理論からの帰結です。これは、厚生省に対する皮肉などではありません。

実をいうと、例の新聞記事を見て反射的に思ったことは、これを多くの国民が信用すれば、成人病が増えて平均寿命が縮むだろうという予測でした。また、そのころ流行し始めていたインフルエンザが、猛威をふるうだろうという予測でした。

老人病の権威者リチャード・パスウォーターは、すべてのビタミンを大量に摂取すれば、人間の活動的寿命は30年延びるだろうと言っていますが、70歳の老人は兵士としては不合格でしょう。平均寿命の延びは、軍事力や経済力を美徳とする社会では好ましくないのです。

むろん賢い政治家連中は、自分の長寿は望んでも、こんなことを口に出しはしません。

私に言わせれば、食生活は各人の自由です。ビタミンのメリットを理解した人がそれに手を出せばよいのであって、理解しない人がそれに手を出すことはないのです。これは、いわば思想の自由に属することであって、権力の介入を許す場面ではありません。私自身についていえば、厚生省が何と言おうと、ビタミンE・Cの大量摂取をやめるつもりなど毛頭ないのです。

それは成人病予防のためかと問われれば、むろんイエスと答えます。成人病は、ビタミンの大量摂取を中心とする食習慣によって、初めて予防できるのです。

ところで厚生大臣殿、あなたは先に、学校給食に含まれるビタミンの量を減らしました。そのおそれはないとは思いますが、万一、文部大臣殿が私の『脳と栄養を考える』を読んでいたら、あなたに対して、「愚民政策をとるつもりなのか」と、真顔で尋ねることでしょう。あなたのこの措置によって、登校拒否者が増えることが、十分に予想されるからです。

2　松家博士の痴呆研究

東京都下の狛江市に、東京多摩病院という病院があります。院長の松家《まつか》豊博士は、全国病院長会の副会長をつとめたこともある方です。

１９８４年の8月に発行された医学専門誌『日本医事新報』のコピーが、私の家に送られてきました。そこには松家博士の論文が載っていて、私の名前までが出てきます。私のような人間が、お医者さまの目に留まるとは大事件です。私は、さっそく博士に電話をかけてみました。それが皮切りで、私は博士と会談することができたばかりでなく、誕生パーティーにお招きするほどの間柄になりました。おかげで私は、博士について多くの語るべきことをもっています。

博士は、もともと議論好きな人でした。文筆も達者です。この活力に満ちた人物が、めっきり衰えてきて、これではならじと気を取り直して、新宿の書店に足を運びました。そして、健康関係の本をかたっぱしから開いてみました。そして、私の『ビタミンC健康法』に出会ったのだといいます。

博士がこの本にひかれたのは、コラーゲンについて書かれているのを見たからでした。博士は結核専門の医学者で、コラーゲンについて豊富な知識をもっています。その知識を興奮させるものが、この本にあったのです。

コラーゲンは、タンパク質の一種です。人体を作るコラーゲンは五つのタイプに分類できますが、その量を合わせると、全タンパク質の3分の1を占めます。つまり、コラーゲンは人体を作る主要なタンパク質なのです。ではそれはどこにあるかといえば、血管壁にあり、骨にあり、皮膚にあり、腱にあり、軟骨にあります。これらを煮るとゼラチンが取れますが、それはコラーゲンが姿を変えたものです。

タンパク質には、球状のものと繊維状のものとがあります。卵や牛乳などのタンパク質は「球状タンパク」で、コラーゲンは「繊維状タンパク」です。またコラーゲンは「結合組織」の構造を作る構造タンパクで、結合組織をコンクリートに例えれば、コラーゲンは鉄筋にあたります。

コラーゲンの分子を見ると、3本の細い糸をより合わせた形をしています。ところで、3本の糸がうまく絡み合うためには、それぞれが適当にコイル状に曲がっていなければなりません。実は、ここにビタミンCがないと、その形がとれないのです。ビタミンCが不足すると壊血病になるという話がありますが、それは、血管壁を作るコラーゲンがちゃんとした三つ編になれないために、そこの結合組織が破れやすくなってしまうからなのです。

松家博士は、私の本を見て、初めてコラーゲン作りにビタミンCが大きな役割をもつことを知ったのです。これは、博士にぬかりがあったというわけではありません。医師の眼中に

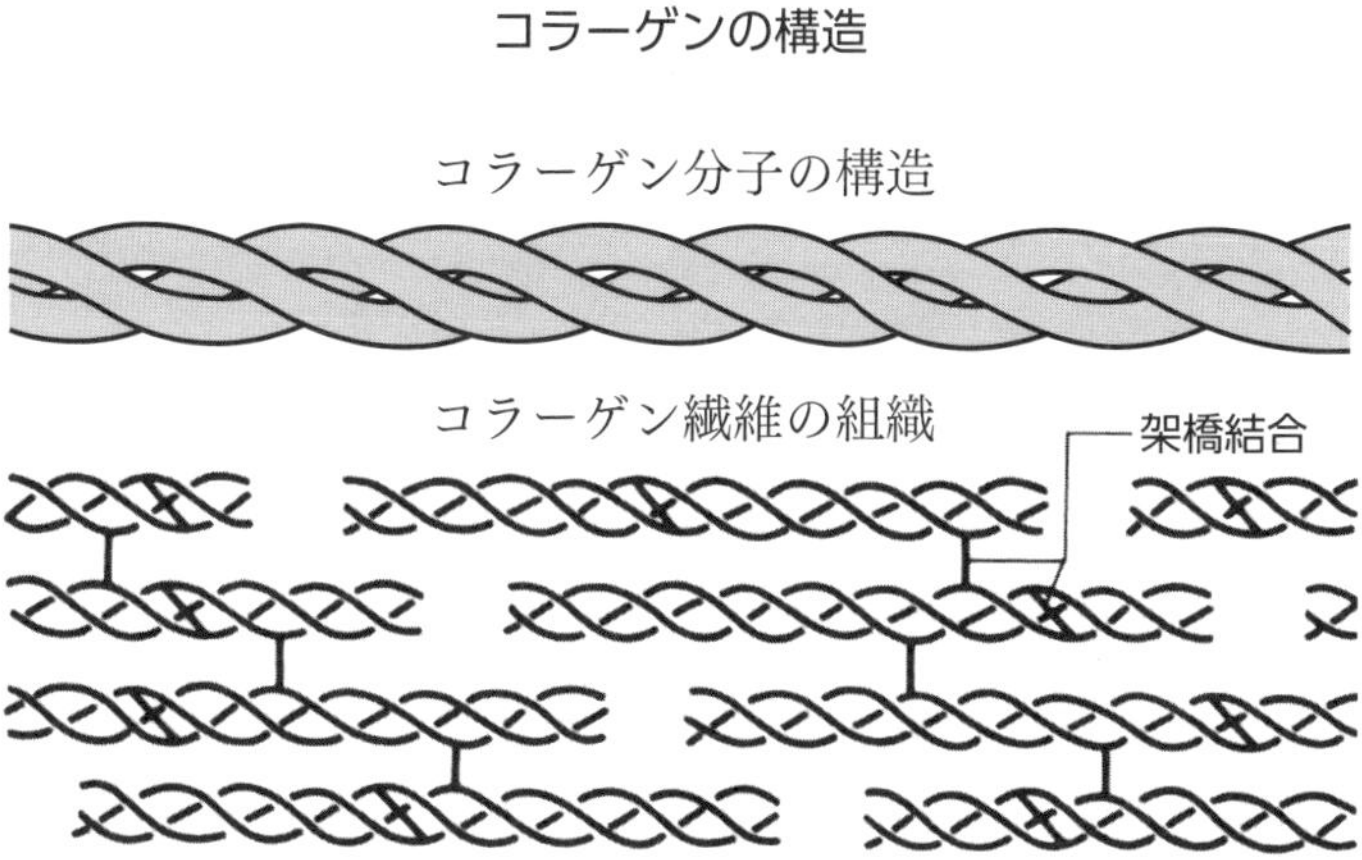

注　コラーゲン繊維は、それぞれみんな同じ形をしており、となりあった繊維同士が、$\frac{1}{4}$の長さだけずれている。

は、ビタミンなどはないのが普通なのです。

博士は、むさぼるように私の本を読んでビタミンCの価値を知り、さっそく自分で試してみることにしました。すると、どこからともなく気力が出て、オレはまだおしまいではない、という気分がわいてきたそうです。

博士は『ビタミンC健康法』のおかげとばかり、同じ本を40冊ほど買って、それを知友に送りました。ところが、礼状をよこしたのは素人ばかりで、医師は申しあわせたように、ウンともスンとも言ってきませんでした。博士はそれ以来、医師に対してきびしい見方をしています。彼らは自分が一番えらいと思っているからだめだ、と博士は言います。

博士は、自分の病院の給食に、ビタミンCを加えようとしました。医師には、相談せずにです。ビタミンCは、学名を「アスコルビン酸」という酸で、すっぱい味です。それを、酢のものにまぜたのです。

結果はみごとでした。まず「夜間譫妄《せんもう》」が、ほとんどなくなりました。そこは老人病院ではありませんが、患者に高齢者が多いのです。夜間譫妄とは、人が寝しずまったころに起き出して、どなったり壁をたたいたりして回る寝ボケです。これが毎晩5〜6例はありました。安静が望ましい夜の病院で、これほど迷惑なことはありません。ところが、医学上その対策は知られていないので、放任ということになります。この夜間譫妄が、ビタミンCの投与を始めてからめっきり少なくなりました。1ヵ月に1例ほどにまで、減ったのです。

寝たきりの病人に「床ずれ」ができることは、我々も知っています。それにも、的確な対策がないのだそうです。ビタミンCの投与によって、この床ずれのよくなった例も続出しました。また、入院患者が風邪をひいて、そのために死ぬ人が毎冬かならず何例かありました。それも、ビタミンCの投与以来なくなったのです。

松家博士は、このような経験をつみかさねた上で、『日本医事新報』に報告したのです。そこには、床ずれがよくなるまでの経過を記録したきれいなカラー写真も載っていました。私からみると、それは画期的な発見としての取り扱いを受けたもののようです。

夜間譫妄も床ずれも、当時の医学ではどうにもならない症状でした。このことは、夜間譫妄や床ずれに投与する薬が健康保険にない、ということを意味しているのでしょう。博士は、健康保険制度は不勉強な臨床医を作ったといいますが、我々にもそのことはよく分かります。

話は違いますが、年齢別死亡率というものがあります。日本にも、そのデータがあります。病院の入院患者についてこの数字を見ると、全国平均より大幅に高くなっています。東京多摩病院では、ビタミンC投与以来この比較をしていますが、入院患者の年齢別死亡率はぐんぐん低下し、全国平均に近いところまできました。博士はこの論文も『日本医事新報』に投稿しましたが、いっこうに掲載してくれないということです。医師がビタミンについて語るのは、タブーなのでしょう。

考えてみれば、これは当たり前です。ビタミンはもともと食品の成分なのですから、それで病気が治ったりしたら、薬はどうしたかと問題にされるでしょう。薬は常に、医師の最高の武器です。武器を使わずに食品を使ったとあっては、医師の名折れというものです。昔の中国では、食の指導で病気を治す医者を「上医」としました。上等な医師の意味です。日本では、このような上医は風上におけないということになります。

頭が働き、筆が走り出したものですから、博士は生まれて初めて、一般市民のために、ビタミンCで痴呆が治ることを書いた本を出版し、広く全国に読者を獲得したようです。ビタミンCで痴呆が治ったということは、ビタミンCを摂っていれば痴呆にならなかったということです。ビタミンCは、痴呆の薬というだけではなく、痴呆予防の栄養素でもあったのです。

3　痴呆は食事で防げる

この本を書き始めた日の翌日、友人から電話が入りました。松崎俊久博士の痴呆・寝たきりが食事で防げるという内容の本が出た、という報告です。その趣旨が私の考え方に近いことを察したので、さっそくそれを買いました。そのあらましを紹介しようと思います。

まず、痴呆の典型的な症状が記されています。家族の顔が、一時的にせよ、分からなくなる。家を出たら、帰る道順が混乱する。深夜あちこちをうろつく。名前を聞かれても、答えられない。財布をなくして、盗まれたと騒ぐ。誰かがおそってくる、と妄想に悩むケースもあります。

痴呆の60〜70パーセントは、脳卒中の後遺症です。したがって、脳卒中の予防によって大部分の痴呆が防げるわけです。それには、動物性タンパクを十分に摂る必要があります。

痴呆は、寝たきりから始まることが少なくありません。ですから、寝たきりの予防が必要ですが、寝たきりの原因がまた、脳卒中だったり骨折だったりします。そこで、寝たきりの予防も食生活の改善でできます。動物性タンパクやカルシウムを、十分に摂ればよいのです。

松崎博士の推薦する献立の例が、挙がっています。それを見ると、毎日コップ2杯の牛乳を飲むこと、朝は魚1切れ、昼は卵1個、夜は50グラム程度の肉をかならず添えることとなっています。そして、少食・粗食はだめだと書いてあります。コレステロール値が180を割ったら気をつけた方がよい、とあります。

老人になると、味覚がにぶくなります。老人の家の食卓に、お湯をそそぐだけのインスタント食品がのぼるようになったら危険です。栄養失調になります。やせていることも危険、胃下垂も危険、貧血も危険、便秘も危険、腰が曲がるのも危険です。これらの対策として博士は、動物性タンパクやカルシウムのほかに、水分の摂取をすすめています。

老人はとかく、肉を遠ざけて菜食に走るのをよしとする傾向がありますが、老人の追跡調査の結果、菜食主義者がもっとも短命と分かりました。念のために言えば、松崎博士は老人学の専門家です。

それでは、その調査の方法を、紹介しましょう。

まず、食生活の内容によって、老人を四つのグループに分けました。

①納豆や豆腐は食べるが、肉・魚・乳製品は一切とらない。

②菜食中心だが、卵や乳製品は食べる。

③肉や魚を週に1~2回は食べる。

④肉や魚を週に3~4回は食べる。

調査の結果を見ると、①は70歳前後で次々に亡くなりました。死因は、脳卒中または肺炎です。早死の2位は、②でした。3位は③、4位は④でした。

高血圧の原因をコレステロールと考え、患者に肉類を禁じたこともありましたが、日本人に多くみられる高血圧は細動脈硬化によるもので、コレステロールはむしろ不足しています。コレステロールが不足すると、血管の細胞膜が弱くなり、血管が切れやすく、脳卒中が起こりやすくなるのです。ですから、老人は肉や卵を欠かしてはなりません。

高血圧だと言われると、その日から肉・魚・卵・牛乳などを遠ざける人がいますが、それは自ら墓穴を掘る行為です。動物性タンパクを摂らなければ、弾力性のある、しなやかな血管を保つことはできません。

日本人の1人一日平均の肉の消費量は70グラムで、アメリカ人の5分の1程度です。ハワイ在住の日系人の平均寿命は、日本人より3年ほど長いのですが、それは、一日に平均100グラムの肉を食べていることによります。一日あたりの肉の量を、若者には100グラム、中年以上の人には50グラムだけ食べてもらいたいのです。

心筋梗塞をおそれて動物性タンパクを避けるのは、残高のない貯金通帳からお金を引き出そうとするようなものです。日本では、心筋梗塞の死亡率はまったく増えていません。

牡蠣・ホタテ・赤貝などの貝類には、アミノ酸の一種、タウリンが含まれています。それには、血中コレステロール値を下げる働きがあります。アメリカでは、大きなアワビのステーキが、高コレステロール血症の患者にすすめられています。

「明治」から「大正」にかけて、日本人は動物性タンパクを1人一日3グラムしか摂っていませんでした。敗戦後の1950年になっても、その量は17グラムにすぎず、食塩は20グラムも摂っていました。食塩の摂りすぎはよくないので、みそ汁のおかわりはしないこと、ソバなどのつゆは適当に残すのがよいのです。

痴呆の8割は、3度の食事をきちんととることで予防できます。脳卒中に起因する痴呆も、外界からの刺激が断たれたことに起因する痴呆も、長年の低栄養や偏食からくる老化がもとになっています。血清タンパク値も血中コレステロール値も、低栄養や偏食では低くなります。身長も目立って縮みます。

自転車操業とは、蓄えがとぼしく、たえず働き続けなければ倒れることですが、老人の身体もこれに似ています。人間の活動のためのエネルギーは、肝臓に蓄えたグリコーゲンという多糖体から出てくるので、グリコーゲンの貯蔵量が多いほどエネルギッシュな行動ができます。若者が1食や2食を抜いてもがんばれるのは、グリコーゲンの貯蔵量が多いからです。老人はそれが少ないので、毎食きちんと食べないとまいってしまいます。

一方、体内で分泌されるインシュリンには、ブドウ糖をグリコーゲンなどに変える働きがありますが、老人は、インシュリンの分泌量も少ないので、ごはんやパンなどを食べすぎると、そこから作られたブドウ糖を十分にグリコーゲンに変えることができず、高血糖になります。高血糖が続くと、脂質の代謝が混乱し、心筋や血管壁を傷めます。糖尿病の人が脳卒中や心筋梗塞になりやすいのは、こういうわけです。

4 「腹八分目」の危険

松崎博士は、少食・粗食のいましめをしています。少食がいけないとすれば、腹八分目の教えはどうなるかを、気にする人もいるでしょう。そこのところの兼ね合いは、どういうことになっているのでしょうか。

私は今、北海道のニセコのホテルにいます。その食堂に1歩入れば、若者の旺盛な食欲に圧倒されます。スキーヤーでなくても、若者は少食でないのが正常です。食欲は、合目的性のしるしです。血気盛んな年代は、合目的性のレベルの高いのが特徴です。

活力という言葉がありますが、それは、エネルギーに満ちていることを意味すると同時に、合目的性のレベルが高いことを意味します。食欲がないという人には、誰もあまり期待をかけませんが、それは無理からぬことです。

ところで、例の腹八分目は、このような観点からすると、好ましい教えではないことになります。もともとこの言葉は、徳川幕府の御用学者、貝原益軒が作ったものです。今では御用学者のことを「学識経験者」などと呼ぶことになっていますが、そういう連中の言葉は、常にマユツバ因子をはらんでいます。

江戸時代は、農業の生産性は低いものでした。食糧の自給ができなかったとはいえませんが、米は武士や豪商などのもので、小作人にはアワやヒエを食べる者が多かったのです。飢饉もたびたび起き、間引きは日常化していました。

貝原益軒の時代はそれほどひどくはありませんでしたが、いずれにせよ、支配層は飽食しなければ気のすまない階層です。この欲望にこたえるためには、庶民の食生活を切りつめるのが、何より確実な方法です。そこから「腹八分目」が出てきました。それも、その方が身体によい、というふれこみつきです。昔はよく、庶民のことを愚民といいましたが、苛酷な栄養条件のもとでは脳の合目的性も保障されないので、庶民は愚民化せざるを得なかったのです。腹八分目の教えが日本だけの格言であることを、肝に銘じる必要があるでしょう。

少食もよくありませんが、粗食もよくありません。粗食の例は、玄米食であり、菜食であり、玄米菜食であり、玄米正食です。この中で一番共鳴者が多く、強力なのは「玄米正食」ですが、これを提唱した桜沢如一氏が貝原益軒的であったことは、すこしも不思議ではないでしょう。

氏はすでに、1925（大正14）年に『食養学原論』を著して、玄米正食の原理を説いています。その内容が少食・粗食だったので、食糧事情の悪化を予測した軍部は、一般市民の頭を玄米食に向けさせようとして、桜沢氏を利用しました。氏の論理は陰陽説の援用で、奇妙というほかありませんが、たぐいまれな弁舌によって、多くの賛同者を得たのです。この軍に対する協力が、敗戦後マッカーサー司令部ににらまれ、氏は公職追放の処分にあったといわれます。こんなもっともらしい理屈をつけて食生活の切りつめをすすめるような政策は、少なくとも当時の世界には例のなかったことでしょう。

玄米正食をした人の具体例を、私はいくつも知っています。一番悲劇的なのは、口もきけず、目も見えず、立つこともできなくなった子どもの例です。母親が玄米食を厳格に実行したことが原因だという証明は無理ですが、私はそこに因果関係をみないわけにはいきません。責任を感じた母親は、金と時間と労力の大部分を、その子のリハビリに投入しています。ひきつけをやたらに起こす赤ん坊がいました。これを診察した医師が、母親の玄米食をつきとめて、それが原因だと言った、という話も聞いています。

桜沢氏には、陰陽説という理論がありました。陰陽説は、古代中国の思想とされる道教の一面で、天地万物を陰と陽とに分けて解釈するものです。これは、世界思想に影響を与えるほど説得力のあるものではありませんが、まだ命脈を保っています。例えば、ハリ・キュウには陰陽五行説の説明がついていて、この免許をとろうとすると、陰陽五行説についての試験に合格しなければなりません。

道教は、古代中国の民衆の考え方の集大成でしたが、そこでは食物の仕分けの試みはありませんでした。それをたくみにやったのが、桜沢氏でした。『食養学原論』がそれなのですが、とにもかくにも、食物の分類を強引にやってのけた大胆不敵ぶりには、開いた口がふさがりません。

桜沢氏の陰陽説の一端を、紹介しましょう。食品には、動物系のものと植物系のものとがあります。これを陰陽に分ける手がかりとして、氏は、ナトリウムとカリウムという二つの元素をとることにしました。動物の象徴である血液は、食塩、つまり塩化ナトリウムを含んでいます。そこでナトリウムを陽とすると、つじつまがあいます。動物は「動」、植物は「静」とすれば、動に対して陽を当てたくなるのは自然でしょう。一方、植物はカリウムを含んでいますから、なりゆきで、それには陰を当てることになります。

古代中国の陰陽説は、男性を陽、女性を陰、太陽を陽、月を陰とするたぐいのものでした。電気に2種あることから、それを陰と陽としたのは道教の影響でしょうが、古代中国では、電気を知るよしもありませんでした。ちなみに、今では陽電気・陰電気とはいわず、正電気・負電気といっています。

ところで、電気をおびた原子または原子団をイオンといいます。これは、陽イオンと陰イオンとに分類することができます。ところが、ナトリウムもカリウムも陽イオンに属します。陽イオンとしてナトリウムの方がカリウムより強ければ、まだ前者を陽とし後者を陰とするいいわけの立つ余地があるのかもしれませんが、これがまた逆ときています。

とにかく氏は、このようにして、動物を陽、植物を陰とする根拠をでっちあげました。そして、動物である人間は陽だから、同じ陽である動物を食べるのはよくないという説を立てました。しかし、それでは割り切りすぎて、あまりにも単純です。そこで氏は、形に目をつけました。そして、動物体は短く、植物体は長いことから、動物でも細長いものは陰ということにしました。

もっとも陰陽説には、「陽きわまれば陰、陰きわまれば陽」というテーゼがあります。ですから、食品として最高のものは、陰を転じて陽にしたものとされます。牛の身体は短いから、どうみてもこれは動物の仲間であり、陽です。だから、ビフテキはよくないことになります。しかし、桜沢氏はビフテキが好きでした。それで、人目を避けてビフテキを食べました。桜沢氏が73歳まで生きられたのは、玄米正食をしなかったことによるとされています。玄米正食を説きながら、陰でビフテキを食べている人はほかにもいますが、生きている人の名はふせておきましょう。

また、氏はたばこを好みました。これも、陰を陽に転じたものとして説明されます。たばこの火から立ちのぼる煙は紫色だから陰とします。ところが、それを吸うと煙は黄色になります。黄色は、陽の色ということになっています。たばこは陰を陽に転じたものだから結構、という論法です。

敗戦後、国内の活動を封じられた桜沢如一氏は、ジョージ・オーサワと名乗って海外に進出しました。いちいちパスポートを申請したのではやっかいなので、船乗りになったのだといいます。

欧風の食事を飽食して起きたトラブルの中には、玄米食でよくなるものがあります。オーサワ氏の食事が、その意味である種の成果を上げたことは事実です。しかしこれが常食化すると、粗食・腹八分目のデメリットが出てきます。そんな事情から、オーサワ氏の玄米食は、海外でも疑問をもたれてきました。

１９８３年に、私がフランスで分子栄養学の講演をすることになったいきさつがこれです。同じ日本から、玄米正食と、そのアンチテーゼとしての三石理論が生まれたことに、ヨーロッパの人たちは興味をもったのでしょう。講演会は、パリでもペリグー（フランス南西部の都市）でも盛会でした。

そこで最後は、玄米主義とメガビタミン主義との対決ということになりますが、それは本質的には、道教と近代科学との対決です。どちらに軍配が上がるかの審判は、それぞれの主義を忠実に守る人の、健康レベルの比較によって下されることになるでしょう。それを口先だけで唱える人には、この際、遠慮してもらわねばなりません。

5　白内障とのたたかい

私の最大の弱点は、糖尿病をもっていることです。10年ほど前に発症したもので、原因は、遺伝的なものではなく、環境汚染による鉛中毒です。詳しくは、『糖尿病の栄養学』や、『鉛が人間を呑みこむとき』（「三石巖全業績」第18巻）に書いてあるので、ここでは省略します。とにかく私は、毎日インシュリンを注射しなければならない人間です。

私は、1963年、61歳のとき、白内障を発見されました。東大の眼科主任教授は、あと2、3年で失明する、そのとき手術をするからくるように、その間たびたび診察を受けるように、とのことでした。

私は、自分の身体を医師にまかせることも、自然のなりゆきにまかせることも好みません。私はさっそく、文献を本棚で探しました。

ろくに参考になる資料は見つかりませんでしたが、原因がビタミンCの欠乏にあると書いたものがありました。一方私は、同年輩の友人たちには起きていない白内障が、なぜ私にだけ起きたかという疑問にぶつかりました。そこで私は、ほかの人より特別大量のビタミンCを要求する体質、ということを考えました。むろん、白内障を予防するために必要な量についてです。

私は、薬局を訪ねてみました。当時はまだ、ビタミンCの製剤が今のようにありふれてはいません。私は、注射用のアンプルを買いました。ついでに、ビタミンB_1・ビタミンB_2のアンプルも買いました。私のビタミンについての知識は膨らんでいたので、どうせ注射をするならほかのビタミンも一緒にしようと考えたわけです。私は、3本のアンプルを5ミリリットルの注射筒に入れて、毎朝それを筋肉に注射することにしました。

前記の疑問を引っ下げて、私はある日、友人のK医師を訪ねました。すると彼は、眼球がビタミンCの欠乏におちいったのは、そこへ行く血管が細いためではないか、と言いました。そこで私は、眼球へ行く動脈が6本の眼筋の中を通っていることを確かめてから、この動脈を太くする方法を工夫しました。

眼筋とは、目玉をあやつる筋肉です。この筋肉をきたえて太くすれば、動脈も太くなるでしょう。この「目玉の体操」は、本シリーズ③『老化と活性酸素』に書いてあるので、ここではぶきます。

注射は毎日、目玉の体操は一日おきというのが、私の白内障対策の日課となりました。そ「日刊スポーツ」が取材にきて、目玉の体操を半ページ大のスペースで取り扱いました。それを読んだある千葉県の小学校の先生が、仮性近視の子どもに目玉の体操をやらせて好結果を得た、といううわさも聞こえてきました。その次はテレビというのが定石です。私は、亡き江利チエミの大目玉でその実演をしてもらいました。すると、その番組で同席したヨガの先生が、これに似た体操がヨガにもある、と話してくれました。

私は、自分の視力を検査するのに、遠方の自動車のナンバーがどのくらいの距離で読めるかをものさしとしました。そして、その距離がだんだん延びていくことを確かめていた私の作戦は、どうやら成功のようでした。

ところが、1975年ごろから、それが徐々に悪化し始めました。それは、糖尿病発症の時期と一致します。これでいよいよ手術と覚悟し始めたころ、人工水晶体挿入手術が日本でも試みられるようになりました。私の目はさほど不自由ではありませんでしたが、私はさっそくそれに飛びつきました。その理由は二つあります。一つは、従来の手術だと重い凸レンズのめがねをかけなければならず、水泳にもスキーにも不便ですが、新しい方法ならその欠点がないこと、もう一つは、私の水晶体は褐変して景色を汚しているから、もういっぺん子どもの目で世の中を見たいということ、この二つでした。

手術は、1981年、S大学病院で両眼同時に行われました。左眼は、比較的好成績で正常に復しましたが、右眼は、レンズの焦点距離の計算が間違ったために、超高度の近視になりました。このレンズを交換したいと思って親戚の眼科医に相談したところ、危険だからあきらめるようにと言われました。結局、この間違いレンズの処分は、火葬場までもちこされることとなりました。

白内障とは、水晶体が酸化することです。だからこそ、眼球にはビタミンCが豊富にあって、その抗酸化作用によって水晶体の酸化を防ぐようになっています。その酸化は、あとで述べる「活性酸素」のしわざです。もし活性酸素を完全に取り除く方法があれば、白内障を防ぐことができるはずです。負けおしみではありませんが、今日ならば、私は白内障にならないという宣言を出して、すずしい顔をしていたことでしょう。

白内障の話はこれでおしまいですが、糖尿病の方はそれほど単純にはすみません。高血糖が血管を傷めることが、最大の問題でしょう。詳しいことはあとにゆずりますが、私は、栄養素の積極的な摂取によってこれを切り抜け、しかも食事制限なしで過ごしています。私のこの方法は、メガビタミン主義の一つの形といえます。

メガビタミン主義は、すべてのビタミンをカバーするもので、私が注射したビタミンB_2・Cはその一部にすぎません。私のビタミンは次第にレパートリーを増やし、1963年ごろまでには、AやEを含むようになりました。同時に、ビタミン注射は特別な場合に限ることにしました。

今では、私がビタミンB_1・B_2を注射するのはスキーのときだけです。これをすれば、筋肉痛に悩むことはまずありません。実は、ちょうど2週間前、私は菅平スキー場の人工雪を踏み固めたアイスバーンで転倒しました。かなりのスピードで直滑降してパッと止まろうとしたら、エッジがきかなかったのです。そのため、左の大腿骨部を強打しました。痛みもひどかったのですが、内出血もひどかったのです。しかし、骨折はしていません。その日も、翌日も翌々日もすべりましたが、まだ尻が痛みます。それでも、高齢の私が骨折しなかったのは、メガビタミン主義のおかげです。

家内は、乳ガンの手術をしたあと、腕の腫れを防ぐ目的で、毎日１００ミリグラムのビタミンB_1を注射しました。そのおかげで、腫れは起きませんでした。ところが数年後に、１００ミリアンプルが発売中止になりました。そこで、仕方なく、注射をやめてしまいました。するとと、あるストレスがきっかけになって、右腕が腫れてきました。それは、もう十数年もそのままです。けれども、転移は起きていません。その大きな理由として、メガビタミン主義の実践がある、と私は信じています。

6 野上弥生子の食生活

1985年、作家の野上弥生子が、ペンをおくことなき99年の生涯を閉じたことを知る人は多いでしょう。これは、世界の文学史上に例のないことだといいます。痴呆の人の死も大往生とみえるかもしれませんが、彼女は痴呆になることなく大往生をとげたのです。

松崎博士は、痴呆を防ぐ食事のチェックポイントを示しています。私は、その全貌を紹介しませんでしたが、それは動物性タンパクのすすめを中心とするものでした。では、弥生子がそのような食事をとっていたかというと、そうではありません。それなら、動物性タンパクを強調するのは的外れかというと、そうでもないのです。それを理解するためには、タンパク質についてもっとよく知る必要があります。

ジャック・モノーの名著『偶然と必然』は、私の訳書として「三石巌全業績」に入れてありますが、この中に、生物の合目的性はタンパク質によって保障される、という意味のことが書いてあります。マルクスの協力者エンゲルスは、生命はタンパク質の存在様式の一つだと言いましたが、モノーは分子生物学者だけに、核心をついています。生物が合目的的な存在であることは、我々の行動を分析してみればすぐに分かることです。このすべての場面で、タンパク質が働いているのです。

それでは、動物性タンパクと植物性タンパクと、どう違うのでしょうか。前者が後者よりすぐれているといわれるのは、どうしてでしょうか。

植物も動物も合目的的存在には違いありませんが、その目的の中身は同じではありません。ですから、タンパク質が同じではまずいのです。また、我々人間は動物であって、植物ではありません。ですから、動物のタンパク質は、植物のタンパク質より人間のタンパク質に近いはずです。それで、人間の身体を作るためには、動物性タンパクを食べた方が、植物性タンパクを食べるよりむだが少ないことになります。

菜食主義者は、動物性タンパクを遠ざける傾向があります。彼らが自分を植物の仲間だと思っているのなら、これは筋の通った態度だということにはなりますが……。

また、タンパク質には、良質タンパクと非良質タンパクの区別があります。前者を動物性タンパク、後者を植物性タンパクといって、ほとんど間違いはありません。

では、人間のタンパク質に近いとか、近くないとかいうのは、何を指していっているのでしょうか。これを理解するためには、さらに立ち入った知識が必要になります。

まず、タンパク質という物質の正体が何かを問題にしなければなりません。アミノ酸には、タウリンとかグルタミン酸とかリジンとか、いろいろなものがありますが、そのうち20種のものが鎖のようにつながると、タンパク質分子ができます。タウリンは、その20種に含まれないので、タンパク質を作ることはありません。

タンパク質を構成する20種アミノ酸には、グルタミン酸・リジン・チロシン・トリプトファンなどがあります。これらが痴呆に関係する話は、あとに回しましょう。

私が若いころは、ビタミンはまだ知られていませんでした。分子量などという言葉も、理科の教室でしか聞かれませんでした。ところが、現在は違います。幼児でも、ビタミンを知っています。タンパク質の分子量などという言葉が、遠慮もなく新聞に顔を出します。分子量は、いわば分子の重さですから、分子量の大きいタンパク質は、アミノ酸の数が多いことになります。アミノ酸の平均分子量は１００ですから、分子量１万のタンパク質は、１００個ほどのアミノ酸からできていることになります。

人体に含まれるタンパク質の種類は、１００万ほどでしょう。それらは分子量が違うばかりでなく、20種アミノ酸の配列も違います。むろん、各種アミノ酸の比率も違います。これは人体だけのことではなく、食品に含まれるタンパク質についてもいえることです。そのアミノ酸配列と各種アミノ酸比率とが、それぞれ違うのです。

まったく架空の話になりますが、人間の身体を分解して、そこに含まれる20種アミノ酸の量を求め、その比率を出したとしましょう。この比率をそっくりそのままもっているタンパク食品があれば、それは人間にとって最高に効率のよいタンパク食品といってよいことになります。これを「プロテインスコーア」[*1] １００のタンパク質といいます。これは、もっとも良質なタンパク質を意味します。プロテインスコーアが低いタンパク質は、人間の食物として効率が悪く、非良質タンパクといわなくてはなりません。

細かいことをいうと、20種アミノ酸のうち、10種は人体で作れませんが、残りの10種は何とか作ることができます。ですから、自分で作れないアミノ酸、つまり「必須アミノ酸」の比率が人体のそれと同じなら、そのタンパク質のプロテインスコーアを100としてよいことになります。実際の計算は、そのようにして行われます。

現実の食品のプロテインスコーアがどうなっているか、次の表でご覧ください。これを見れば、動物性タンパクが植物性タンパクにまさることは、一目瞭然でしょう。

プロテインスコーアの
高い食品

卵	100
サンマ	96
豚肉	90
マトン	90
アジ	89
カジキ	89
鶏肉	87
イカ	86
そば	85
ロースハム	84
プロセスチーズ	83
牛肉	80

もっとも、プロテインスコーアの低い食品に、タンパク食品としての価値がないなどとはいえません。量を多くすればよいのです。ただ、その場合に出てくる余分なアミノ酸は、エネルギー源に回すことになります。

食事内容を検討する場合、タンパク質で問題になるのは、プロテインスコーアだけではありません。一日必要量はいくらか、ということも問題です。ストレスのような特別な事情がない限り、タンパク質の一日必要量は、理論上、体重1キログラムあたり1グラムでよいのです。ただし、プロテインスコーア100のタンパク質を、です。そうなると、食品のタンパク質含有率も問題になってきます。いくらプロテインスコーアが高くても、肝心のタンパク質より、余分な脂肪の方が多い食品が少なくないからです。肉がその例です。

そこで今度は、プロテインスコーアが100のタンパク質10グラムを摂るのに、どれだけの量の食品をとればよいかを計算した表を39ページに示しましょう。体重50キログラムの人は、それを5品とれば、タンパク質の補給に手抜かりがないことになります。手抜かりがないということは、合目的性が保障されるということです。もしストレスがあれば、そのストレスに対抗する作業もまた合目的性ですから、それだけさらに多くのタンパク質が要求されることになります。

表を見ると、タンパク質10グラムを摂るには、最低でも50グラム程度という大量の食品を必要とすることが分かります。結局、普通の食品でタンパク質を十分に摂ろうとすると、超満腹ということになってしまいます。だからこそ、タンパク質を摂りすぎている人は世界中に1人もいない、という話も出てくるのです。

野上弥生子には、創作という大目的がありました。この目的達成のためには高タンパク食、つまりタンパク質を十分に摂る食事が絶対に必要でした。少食ではだめで、しかも動物性タンパクを十分に摂らなくてはだめだったのです。

彼女は、ひき肉料理が好きでした。ウナギの蒲焼も好きでした。しかし、それでもまだ不十分です。そこで彼女は、私の作った「配合タンパク」を利用しました。昼食には、配合タ

プロテインスコーアが100のタンパク質10gを摂るのに必要な食品の重量

米飯	652(g)
食パン	284
うどん	687
そば	357
オートミール	100
牛肉	65
豚肉	83
鶏肉	55
マトン	68
イワシ	63
サケ	58
サンマ	52
みそ	162
豆腐	327
卵	79
牛乳	466
チーズ	48
シイタケ	3,700

ンパク20グラムをコップ1杯の牛乳に溶かして飲むことにしていました。これで、プロテインスコーア100のタンパク質20グラムが摂れます。しかも、満腹感のために仕事に差し支えることはありません。

少女時代の彼女に夏目漱石が与えた手紙の中に、「漫然として年をとるべからず、文学者として年をとるべし」とあります。

彼女は、高タンパク食によって、文学者としての一生をまっとうすることができたのです。

＊1　プロテインスコーアおよびタンパク質の所要量については、本シリーズ②『食品の正しい知識』をあわせてご覧ください。

7　古典栄養学と分子栄養学―「栄養のバランス」の詭弁

バランスは美徳の一つです。建築物と庭園とのバランス、音楽のリズムや調子のバランス、絵の構図におけるバランス――、いずれも美の条件といってよいでしょう。けれども、国民の身長のバランス、閣僚の派閥のバランス、核戦力のバランスなどは、美でも何でもなく、意味もありません。実は、「栄養のバランス」も、このたぐいなのです。

私は、タンパク質の一日必要量を体重の1000分の1としました。これは糖質や脂質とのバランスからきたものではなく、絶対量なのです。カロリーの一日必要量を問題にするのもバランスではなく、絶対量ではなかったでしょうか。それなのに従来の栄養学では、口を開けば栄養のバランスが大切だといいます。これは実はおかしいのです。根拠がないからです。

遺伝情報の担い手DNAの解明によってノーベル賞を受けた物理学者クリックは、1958年に「セントラルドグマ」(生命の中心原理)を発表しました。これは、生命のメカニズムが物理学の法則によって説明可能になったことを宣言し、生命に関わる一切の現象を、DNAレベルに還元して考えるべきだという声明、と受けとめました。医学・遺伝学・進化論などは、いち早くそれにしたがいました。いつまでもたついているのが、栄養学です。そこで私は、「分子栄養学」を提唱せざるを得なくなりました。その見地からすると、従来の栄養学はすでに古典になってしまっています。セントラルドグマを軸とする分子生物学の出現は、栄養学に対する革命の要請だったのです。

古典栄養学では、成人男子のビタミンC一日必要量は50ミリグラムだ、などといいます。しかし、この必要量を決定する因子としてDNAを想定したとき、一卵性双生児を除けば、同一のDNAセットをもつ人間が1人もいないという事実を考えると、おかしなことになってきます。一日50ミリグラムのビタミンCを摂っていても、ある人は白内障を起こし、ある人は風邪に弱く、ある人はぎっくり腰を起こします。私が白内障を発見されたときにぶつかったのが、この疑問でした。この疑問は、DNAレベルの栄養学、つまり、分子栄養学で初めて明快に説明されるのです。1962年ごろ、私は「カスケードモデル」の着想に到達しました。これは「三石巌全業績 第3巻」の中の『分子栄養学序説』に書きましたが、それぞれのビタミンの表すさまざまな作用の関係を、現象面から説明するためのモデルです。ただ、それを考えたときは、私はまだ分子生物学を知りませんでした。

すでに述べた通り、タンパク質はアミノ酸の鎖です。その配列の仕方は、タンパク質ごとに決まっています。すると、その配列の決まりを知っているものがあるに違いありません。それがDNAなのです。DNAは、その配列の暗号テープみたいなものです。

いわゆる遺伝子は、DNAの一部なのですが、一部といっても遺伝子の数はとても多いのです。そして、それらがすべてタンパク質の設計図になっています。タンパク質には、コラーゲンあり、ヘモグロビンあり、免疫グロブリンあり、血清アルブミンありですが、それ以外に「酵素タンパク」もあります。それらすべてのタンパク質が、我々の身体の合目的な働きを保障してくれているといってよいのです。

ＤＮＡが遺伝子の正体だとすると、我々が親から受けついだものは、アミノ酸の配列だけ、ということになります。事実、遺伝情報はそれ以外の何ものでもありません。そしてそれは、我々の顔が違うように、一人ひとり違っています。それだからこそ、ビタミンの必要量に個体差があるといったわけですが、その話をつきつめる前に、一つの資料を提供しましょう。

この本の原稿を書き始めたのは１９８６年1月22日のことですが、その日の「朝日新聞」に耳よりな記事がありました。題名は「インフルエンザ……身体を守る遺伝子発見」です。内容には、先に述べたタンパク質の合目的性のよい例が紹介してありました。研究者は、チューリヒ大学のワイスマン教授です。彼によれば、人間は、身体の中にある遺伝子をもっていますが、この遺伝子は、インフルエンザウイルスに付着してその増殖をおさえるタンパク質のアミノ酸配列を覚えています。この遺伝子を「ＭＸ遺伝子」というのだそうです。

ここで重要なポイントは、インフルエンザウイルスがいないとき、ＭＸ遺伝子は眠っていてよいということです。そして、いざウイルスが侵入したとき、それが働き出してウイルスの増殖をストップさせればよい、ということです。このような過程を「フィードバック」といいますが、これがなかなか複雑なメカニズムになっています。まず、ウイルスがある細胞にもぐりこむと、その細胞は、タンパク質の一種で、抗ウイルス因子とされている「インターフェロン」を作ります。そして、インターフェロンが作られると、MX遺伝子が働き出すというのです。このときビタミンCが必要です。

ワイスマン教授は、マウスを使った実験でこのことを知りました。マウスには、MX遺伝子をもつものと、もたないものとがあります。インフルエンザウイルスを注射すると、もつものは平気ですが、もたないものは死んでしまいます。

インターフェロンもタンパク質の一種ですが、糖のくっついた「糖タンパク」です。ですから、DNAの指令でアミノ酸の鎖が作れても、さらにそこに糖をつける手続きが必要です。その手続きは、ビタミンAによって媒介されると考えられます。そのことから、ビタミンAもインフルエンザに有効だ、という判断ができるのです。

ウイルスの侵入を受けた細胞は死にます。しかし、その細胞で作られたインターフェロンによって、やがてインフルエンザウイルスが働けなくなるという仕組みの中に、生体の合目的性のおもしろさをみることができます。

分子栄養学では、タンパク質・ビタミンなどの栄養素の関わりあいを、DNAレベルで考えます。そのことによって、タンパク質不足やビタミンA・C不足の身体がインフルエンザに弱いことが、自明の理として導かれるのです。(ただしこれは、壊血病とは無関係な話だということに注意してください)。

8　メガビタミン主義

「メガビタミン主義」という言葉があります。直訳すれば、大量ビタミン主義となります。この言葉を作ったのはコッフェルですが、メガビタミン主義の旗頭は、現代科学者の長老ライナス・ポーリング博士（1901・2・28〜1984・8・19）です。このノーベル化学賞と平和賞とに輝く大学者は、私と同年の生まれです。

1983年の夏、サンフランシスコ郊外のライナス・ポーリング科学医学研究所を訪ねたとき、私は博士に、ビタミン大量投与の理論的根拠を示してほしいと懇望しました。すると、「例えば、ビタミンCには、風邪に対し、ガンに対し、壊血病に対し、ぎっくり腰に対しという具合に、数えきれないほどの症状に対する効果があることを考えれば、大量摂取が必要である」というのが博士の答でした。

ポーリング博士は、通常は円板型の赤血球が鎌型になる病気の研究から、この鎌型赤血球の色素（ヘモグロビン）の分子構造を明らかにし、「分子病」の概念を発表しました。そこから「分子矯正医学」の提唱となり、また「分子矯正栄養学」の提唱となったのです。これは、日本では「分子整合栄養学」と翻訳されています。それは、ビタミン大量投与の根拠を与えるものです。

1963年ごろ、博士はカナダに精神科医を訪ねました。博士には、精神病、特に精神分裂病についての学説が用意されていたからでしょう。カナダの精神科医は、ニコチン酸（ビタミンB_3）の一日19グラムの投与によって、精神分裂病が改善されることを話しました。

それを聞いて、博士は考えました。19グラムといえば、基準量の1000倍にあたる。そんな大量に与えたら、食塩やアスピリンでも重大な障害を起こすだろう。食塩なら5キログラム、アスピリンなら6キログラムにもなる。そこで博士は、ビタミンはほかの物質と違って、大量投与によるデメリットはなく、特別な効果をもたらすと考えたのです。

このカナダの医師との出会いが、博士とビタミンとの出会いでした。

ニコチン酸は、ビタミンB_3と呼ばれる通りビタミンの一種ですが、人体内で合成することのできる物質です。それなのに、外からの大量投与が有効性をもつという事実は、示唆にとんでいます。ポーリング博士のような先見性のするどい科学者が、ビタミン大量投与に興味をもつのは当然でした。

私と家内とは、ポーリング研究所所長ツッカーカンドル博士の家に招かれました。博士は2メートルもの長身です。「車がこんなに小さくて」と恐縮しつつ、博士は身体を折り曲げて、小型自動車の運転席につきました。私が助手席に座ると、博士はさっそく口を開きました。そして、「今、何の本を書いているのか」と尋ねました。私が著述家だということが、誰からか耳に入っていたようです。

私は、そのころ『ホルモン読本』とでも名付けたい本を書いていました。むろん、その基礎には私の分子栄養学があります。そこで、私は「モレキュラーニュートリオロジーの本を書いている」と答えました。そして、ニュートリション（栄養学）と言わずにニュートリオロジーとする理由を述べました。すると博士は、ギリシア語とラテン語が一緒になっていると言って笑ってから、それは分子生物学に基づいた栄養学だろうといって、おおいに興味を示しました。

そして、「あなたの本を読んでみたいが、英語のものはあるか」と尋ねました。そこで、「英語のものは、タイムライフ社から出版された『エネルギー・エレクトロニクス』だけだ」と答えると、「日本語の本でもいいから、分子栄養学のものを送ってくれ」と言いました。

よく考えてみると、私の著書で、分子栄養学を真正面から解説した本は一つもありませんでした。そこで、私は『ホルモン読本』をやめて、分子栄養学の本を書くべきではないか、ということをそのときから考え始めました。

ツッカーカンドル家に近づくと、メンロパークという標識が目に入って、私は夢かと思いました。エジソンが数々の発明をして、「メンロパークの魔術師」と呼ばれたことを思い出したからです。エジソンの伝記を書いたことのある私にとって、これはなつかしい町名でした。

私は、ツッカーカンドルという名前も忘れがたいのです。それはドイツ語で、砂糖のお銚子の意味になるからです。博士はドイツ人です。

私は、ポーリング研究所での用事をすませてから、アリゾナのツーソンに飛んで、セントドミニオン大学教授ルース・ハーレル・キャップ博士を訪ねました。私は、ポーリング博士とも、キャップ博士とも初対面ではありません。キャップ博士は、知的障害、特にダウン症に対してビタミンの大量投与を試み、好成績をおさめたことで世界的に知られる精神科医です。博士は女性で、母親のハーレル博士の研究を受けついでいるので、実に多くの臨床例をもっています。

彼女は私に、ビタミンを少量与えただけでは効果がないのに、思いきって大量に与えれば、1週間もたたないうちに著しい効果が現れるという事実は、どのように説明できるか、と尋ねました。そこで、私が自分の理論を話したところ、こんなに明快な答は聞いたことがないといって、おおいに満足してくれました。そのとき話した「パーフェクトコーディング理論」は、私の分子栄養学の最大の柱になっているので、そのアウトラインを紹介しましょう。

すでに述べた通り、タンパク質の一形態として酵素タンパクがあります。そこで「酵素」についての基礎を、まず説明しておきましょう。ご存じの方は、ここを飛ばして読んでください。

角砂糖は、石油ストーブの炎に入れると、たちまち燃えます。砂糖は炭水化物であり炭素化合物ですから、その炭素が空気中の酸素と結合すれば火がつきます。結合のためには、炭素と酸素とが十分に近づく必要がありますが、それには、両方の分子を激しく運動させればいいのです。温度が高ければ、この状態が実現するわけです。

ところで、角砂糖は、マッチの炎に入れても燃えません。温度が低すぎて、分子運動がおとなしすぎるのです。ところが、たばこの灰をまぶしておくと、マッチの炎でも火がつきます。灰に含まれる炭酸カリウムの分子の媒介によって、低い温度でも反応が起きたのです。この灰のような役割をする物質を「触媒」といいます。

我々が角砂糖を口に入れれば、それは体内で燃えます。マッチの炎よりずっと低い温度なのに、です。このことは、体内には、灰よりもはるかに効果的な触媒が存在することを示しています。この触媒が「酵素」と呼ばれる物質です。酵素もタンパク質ですから、その設計図を遺伝子がもっています。

ところで、ここにはもう一つの問題があります。角砂糖の場合は、灰が触媒となりました。このとき、灰をさらに助ける物質は不要でした。ところが酵素となると、それを助ける第3の物質が必要となるケースが多いのです。その助け方は、たいてい酵素タンパクとその物質との結合の形をとります。分子栄養学では、酵素反応を助ける第3の物質を「助酵素」とすると約束しています。

先に、コラーゲンの形成にビタミンCが役割をもつと書きましたが、そこで働く酵素の助酵素として、ビタミンCが位置付けられます。一般に、酵素のタンパク質部分を「主酵素」

といいます。ですから酵素は、主酵素と助酵素との複合体の形をとることが多いといえます。

ところが、主酵素と助酵素の立体構造がうまくマッチしないと、両者が結合しにくいのです。もし、人によって主酵素のアミノ酸配列が違うとしたら、その立体構造には個体差があることになり、助酵素との親和力に大小ができると考えられます。ですから、その親和力が小さい場合には、助酵素を増やして濃度を高めなければなりません。

ところで、助酵素の多くは実はビタミンなのです。そこで、ビタミン必要量の個体差をこのように説明するのが、私のパーフェクトコーディング理論です。

従来の栄養学や医学に共通する特徴は、人の身体をすべて同じとみる点にあるといってよいでしょう。栄養を考える場合も、薬を処方する場合もそうなのですから、私の言うことを否定することはできないのです。

臓器移植などの切実な問題から免疫学が発達し、医学も、個体差に注目せざるを得なくなっています。分子栄養学は、個体差の栄養学なのです。

1983年のアメリカ訪問で、私の理論を書いた本を読みたいといった人が2人いました。1人はキャップ博士、もう1人はポーリング研究所長のツッカーカンドル博士でした。私はこれにこたえるべく、いそいで年内に1冊の本を書きました。それが英訳付きの『分子栄養学序説』で、パーフェクトコーディング理論と、カスケードモデルと、ビタミン・ミネラルの分類とを示しています。この本は、フランス・ドイツ・スイスに読者を広げています。

先に、フィードバックという言葉が出てきました。生体のフィードバックには、少なくとも次のような過程があります。まず、生体に必要な酵素を作らなければならないので、その設計図となっている遺伝子の暗号を読み取らなければなりません。

ＤＮＡは細胞核の中にありますが、核の中では解読ができないので、まずそのコピーをとります。これがＲＮＡといわれるもので、ＲＮＡが核外に出て解読され、アミノ酸に翻訳されます。そのアミノ酸が次々につながって、タンパク質分子を作りあげるのです。

ここには20ほどの化学反応があるとされていますが、それぞれの反応には、酵素が働かなければなりません。その酵素がそれぞれ助酵素を要求するとなると、ビタミン・ミネラルがいろいろと登場しなければならなくなります。そこで、ビタミン・ミネラルの分類では、これに対して「フィードバックビタミン」「フィードバックミネラル」という名前をつけています。

参考のために、そのリストを挙げておきましょう。

フィードバックビタミン

ビタミンＡ・ビタミンＥ・ビタミンＣ・ビタミンB_1・ビタミンB_2・ビタミンB_{12}・ニコチン酸・ユビキノン（コエンザイムQ_{10}）・パントテン酸・葉酸

フィードバックミネラル

ヨード・マグネシウム・亜鉛・クロム

もしビタミンE・ビタミンCが不足すれば、フィードバックに失敗しますから、いくらタンパク質が十分にあっても、生体の合目的性は保障されません。

目的の方向に反応がすすむためには、フィードバックがスムーズに行われることが不可欠の条件です。ビタミンE・Cに摂りすぎの害がないことを知っている人は、それを積極的に摂ることを考えるのがよいでしょう。

私のメガビタミン主義の根底には、パーフェクトコーディング理論、カスケードモデル、ビタミン・ミネラルの分類などを柱とする、分子栄養学があるのです。

ただ、私の理論は、まだ市民権を得ていません。それが市民権を得るのは20年後だろうと、永田親義博士は予想します。博士は、国立がんセンター研究所生物物理部長を定年退官した化学者で、ノーベル化学賞を受けた福井謙一博士の高弟です。

福井理論は最先端の化学反応論ですが（本シリーズ④「ガンは予防できる」14ページ参照）、私のパーフェクトコーディング理論も化学反応論なのです。ただ、酵素タンパクのような大きな分子に福井理論を適用することは、現段階では困難ということです。

9　わが家のメニュー

私は、糖尿病患者です。血糖値の高いことは、頭脳労働には有利のはずだとはいっても、循環系を障害するので、成人病としてのリスクはとても大きいのです。ガンはともかく、心筋梗塞も脳卒中も、すきを狙っているに違いありません。

こんな悪条件にさらされていれば、私もそろそろ痴呆が出てきてもよさそうなものです。しかし、少なくともいまのところは、私を痴呆老人とみる人はいないようです。

私自身としては、今の状態、つまり痴呆にならない状態がいつまで続くか、分かりようがありません。松崎博士は、痴呆の予防に高タンパク食をすすめますが、その主な理由を、痴呆の最大の原因としての脳卒中が高タンパク食で予防できることにおかれています。もし、高タンパク食が痴呆予防の確実な方法だとすれば、私は痴呆になるわけにはいきません。なぜなら、私は例の配合タンパクを、毎日摂っているからです。

私の朝食はパン食です。パン・バター・ジャム・チーズ・牛肉・卵・牛乳・コーヒーということですが、これに配合タンパクというおまけがつきます。結局、総タンパク量は35グラム前後になるでしょう。むろん、プロテインスコーア100に換算してです。よく、牛肉の代わりにサンマの缶詰を使うことがあります。

昼食は、配合タンパクだけです。これは牛乳にまぜて飲むわけですが、朝食のときもそうしています。そこに含まれる栄養素を挙げてみると、タンパク質のほかに、必須脂肪酸・ビタミンB_1・B_2・B_6・C・ニコチン酸・レシチン・DNA・RNA・セレン・三価クロム・マグネシウム・タウリンとなります。

私の場合、朝食と昼食とで、タンパク質の一日必要量は摂れています。ですから、夕食は何をとってもかまわないようなものですが、我々はストレスというタンパク質浪費者にかこまれているので、油断はできません。夕食は、そのためにあるといってよいでしょう。

私の家は、娘の家に続いています。夕食はそこで食べます。2人の孫は中・高校生ですから、献立は若者向きになります。肉か魚のつかない日はありません。娘一家も、むろん配合タンパクのごやっかいになっています。娘夫婦は仕事をもっているので、時には外で食べます。そのときも、低タンパク食は絶対にしません。

私は、よく旅行に出ます。講演旅行もあり、レジャー旅行もあります。そのときも、配合タンパクの摂取量は同じにしています。海外旅行にも、これを欠かしたことがありません。タンパク質の一日量が、プロテインスコア100に換算して、60グラムを割ることが絶対にないようにしています。肉食だけでそれをやったら、腹がパンクしてしまいます。

私の食生活はこれでおしまいかというと、そうではありません。おやつもあります。大福を三つも食べたりします。スキー場では、汁粉を欠かしません。ほかにもあります。それは、ビタミン・ミネラルのたぐいです。そのリストを挙げてみましょう。

ビタミンA・B_1・B_2・B_6・B_{12}・C・E・ニコチン酸・葉酸・パントテン酸・ユビキノン・銅・亜鉛・鉄・マグネシウム・カルシウム・セレン・クロム・ヨード・レシチン・核酸など。

これらを、私は主に健康食品の形で摂ることにしています。なるべく大量にと心がけているものはビタミンEとC、それにB群です。ここに挙げた栄養素と、痴呆や成人病との関係は、これからじわじわと扱っていくつもりです。

ここで、ビタミン・ミネラルについて再確認しておきましょう。タンパク質は生体の合目的性を保障するわけですが、酵素について述べた通り、酵素はわき役を必要とします。わき役がいなければ、合目的性の保障はないことになります。タンパク質があっても、ビタミン・ミネラルというわき役がなかったら、「画竜点睛を欠く」のです。竜を描いて瞳を入れるのを忘れる、ということになるのです。

ただ、ミネラルについてもう少し詳しくいうと、ミネラルも助酵素のように扱ってきましたが、これは主酵素にではなく、多くは基質に結合します。基質とは、酵素が働きかける相手の物質のことです。タンパク質消化酵素の基質はタンパク質、という具合です。

主酵素に個体差があることは、すでに述べました。しかし基質には個体差がないので、それとミネラルとの親和力には個体差がないことになります。ということは、ミネラルの親和力は十分に大きく、万人に共通で、その必要量が小さいということです。これは、ミネラルの摂りすぎは、害があっても益がないことを意味しています。ミネラルはビタミンと違って、分解することがありません。

我々の身体は、一種の化学装置です。そこでは、至るところで化学反応が起きています。その化学反応は、酵素によって合目的的に進行します。その目的は、個体維持であり、種の保存です。酵素反応は「代謝」と呼ばれますが、代謝は、原則として合目的的です。

ところで、「免疫」という現象は、個体の防衛という目的にかなっています。ところが、これがいきすぎると過剰防衛になって、かえって個体維持という大目的に反します。「アレルギー」や「自己免疫」がこれです。そう考えると、すべての代謝が合目的的だといってはまずいことになります。合目的性が、いきすぎになることがあるからです。このような反目的的な運動のきっかけを、抗生物質や血圧降下剤などが作りかねないことに、注意しておく必要があるでしょう。

さて、生体を化学装置とみるとき、化学反応として酵素反応、つまり代謝だけを考えてきました。この代謝が原則として合目的的であるのに対して、生体では、目的と関わりのない化学反応もたえず起きています。その反応を引き起こすのは、「活性酸素」や「フリーラジカル」です。

両者は、ともに強烈な酸化作用をもっています。我々の体内で起こる、酵素によらない酸化反応が、これらによって引き起こされます。活性酸素やラジカル（フリーラジカルの略）は、問題の成人病と深い関係にあります。

活性酸素とラジカルとは、働きがよく似ています。実際、ある種の活性酸素は、ラジカルでもあるのです。この両者についての知見が豊富になった今日、それをおいて成人病を語ることは時代遅れです。そして実は、それがとりもなおさず、ビタミンE・Cをおいて成人病を語るのはおかしい、という論理につながっていくのです。

詳しいことはあとにゆずりますが、私がこの二つのビタミンを特に大量に摂っている根拠は、糖尿病そのものにもありますが、ここにもあるのです。私がいつ痴呆になるかの答は、私のビタミン摂取量によって違ってくるはずです。

老化も痴呆も成人病も、生体の目的ではありません。ですから、合目的性が確保されれば、そんなものを心配する必要はないわけです。ところが、生体は常に反目的因子に狙われています。その例が活性酸素であり、またラジカルです。これらは普遍的に存在する因子ですが、反目的因子の中には、ほかに薬とか重金属とかの外来物質もあります。

私は、近所にある電線工場の煙突から排出される鉛にやられました。血糖値が上昇すると、そのフィードバックとして合目的因子インシュリンが合成されますが、その合成を鉛によって阻害されたのです。この悲劇がなかったら、私の痴呆になる確率はもっと低いものになったに違いありません。

10　牛乳を飲もう

牛乳をすすめるのは、骨折事故から寝たきりになり、寝たきりから痴呆になるケースが多いことから、カルシウムの補給によって骨を丈夫にするため、という発想もありますが、ビタミンCも必要です。骨のタンパク質はコラーゲンなので、ビタミンCが不足すれば、コラーゲン分子の構造が不完全になり、骨が弱くなります。

脂肪酸の研究がすすんできて、牛乳の価値を大きく押し上げました。いわゆる脂肪は、正確には「中性脂肪」といいますが、これは脂肪酸とグリセロール（グリセリン）との化合物です。そして、一つの脂肪分子には、三つの脂肪酸が入っています。

脂肪酸には、「飽和脂肪酸」と「不飽和脂肪酸」とがあって、後者の見直しが盛んに行われるようになりました。エイコサペンタエン酸は、不飽和脂肪酸の一つです。

この場合の飽和・不飽和の意味は、脂肪酸が結合することのできる水素が、満席になっているかいないかを指しています。ですから、不飽和脂肪酸に水素を添加すれば、飽和脂肪酸を作ることもでき、不飽和度の低い（飽和度の高い）不飽和脂肪酸を作ることもできます。これは、魚油からサラダ油を作る場合などに利用されています。不飽和度が低くなると流動性が減るので、こうしてできる製品を硬化油といいます。水素添加は、ニッケルを触媒として行われます。

次の図に見る通り、飽和脂肪酸では、炭素原子に二つずつ水素原子がついています。不飽和脂肪酸では、これが一つしかついていないところがあります。そのために、そこだけ結合の手が2本になっています。これを「二重結合」といいます。

二重結合1個の不飽和脂肪酸を「モノエン酸」、2個のものを「ジエン酸」、3個のものを「トリエン酸」、4個のものを「テトラエン酸」、5個のものを「ペンタエン酸」、6個のもの

脂肪酸の構造

飽和脂肪酸

```
    H   H   H   H           H
    |   |   |   |           |
H — C — C — C — C …… C — COOH
    |   |   |   |           |
    H   H   H   H           H
```

不飽和脂肪酸

```
    H   H                   H
    |   |                   |
H — C — C — C = C …… C — COOH
    |   |   |   |           |
    H   H   H   H           H
```

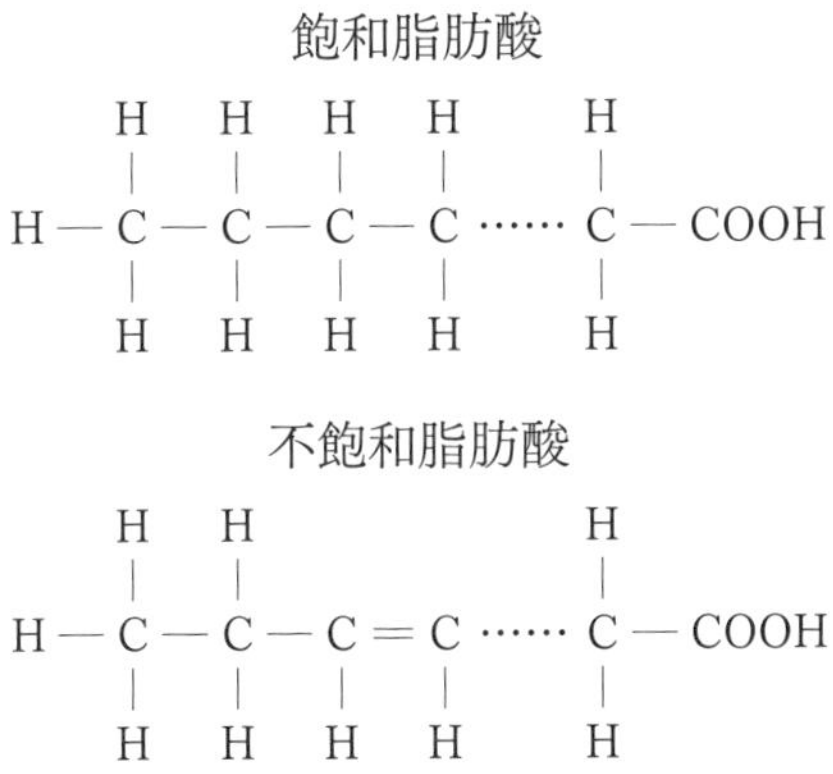

注　Hは水素原子、Cは炭素原子

を「ヘキサエン酸」といいます。それで、エイコサペンタエン酸が、二重結合5個の不飽和脂肪酸だということが、名前を見ただけで分かるのです。

ややこしいので説明を単純化しますが、二重結合の立体構造には「シス型」と「トランス型」とがあります。例外もありますが、天然の脂肪は原則としてシス型なのに対し、硬化油ではトランス型ができてきます。これがくせものだと分かったのです。

結論からいえば、トランス型不飽和脂肪酸は敬遠するに限るということです。それは、生体の合目的性に寄与しないばかりでなく、それを阻害します。はっきりいえば、マーガリンもショートニングも、やめた方がよいのです。それらは、トランス型二重結合を含むからです。

不飽和脂肪酸自体は、我々の身体の構成成分として重要なものです。そしてまた、そのあるものは、あとで詳しく述べますが、「プロスタグランディン」という名の局所ホルモンの材料となります。ところが、トランス型不飽和脂肪酸は、この役目を果たすことができないばかりか、それを阻害するのです。

例えば、まだプロスタグランディンから説明できるところまでいっているわけではありませんが、これとの関連が疑われる難病があります。それは、1932年にアメリカの医師クローンが発見した「クローン病」です。

クローン病の症状は、慢性の腹痛・下痢・発熱・貧血・低タンパク血症などとして現れます。これは、口から肛門までの全消化管に、炎症や肉芽腫を生じるもので、関節炎・虹彩炎・皮膚炎など、全身的に合併症を起こします。

クローン病は若い人に多く、ステロイドもあまり効きません。また、病巣を切除しても再発するというやっかいな病気です。細菌や寄生虫の感染が疑われた時期もありましたが、原因はまったく不明のままです。自己免疫によるとする説もあります。

ここにクローン病を出した理由はほかでもなく、マーガリンとの関係が疑われているからです。この病気は、マーガリンを使わない国に少なく、西ドイツではマーガリンが普及するとともに患者が増えた、という事実があります。

一方、不飽和脂肪酸が必要な例を挙げてみましょう。我々の身体は、細胞からできています。一つひとつの細胞は膜に包まれており、その膜を「生体膜」といいます。細胞の内部には、「細胞小器官」と呼ばれるものがいろいろあり、それもまた生体膜で包まれています。生体膜を作る主な材料は「リン脂質」という物質ですが、不飽和脂肪酸なしではそれが作れません。

中性脂肪は、1個のグリセロールに3個の脂肪酸が結合したもので、その脂肪酸は、飽和脂肪酸でも不飽和脂肪酸でも、どちらでもかまいません。ところが、リン脂質の場合は、この3個の脂肪酸の代わりに、1個がリン酸で、脂肪酸が2個になっています。そして、そのうちの1個が不飽和脂肪酸でなければならないのが普通です。

ところで、生物の合目的性から考えると、必要な脂肪酸はすべて自前で作れてよさそうなものですが、生体はオールマイティーではありません。食物からとれると分かっているものは、食物に依存するのが好都合に決まっています。

生体はずるくできている、といっても差し支えないでしょう。植物が、自分のために作ったもろもろのビタミンを、我々が横取りしているのも、ずるいといえばずるいといえます。

人体が作ることのできない脂肪酸は、二つあります。「リノール酸」と「アルファリノレン酸」です。この二つを「必須脂肪酸」と名付けます。これらは、生体膜のリン脂質の材料となります。しかし、リン脂質を作る不飽和脂肪酸は、実は何でもよいのです。ですから「必須」とはいっても、それはリン脂質との関係からではありません。先ほど述べたプロスタグランディンとの関係から、必須とされるのです。

プロスタグランディンそのものの性質や働きについては、もう少しあとにゆずって、さしあたり、それと不飽和脂肪酸との関係に目を向けることにしましょう。

さて、プロスタグランディンと呼ばれる局所ホルモンは数十種ありますが、3種に大別されます。これを1系統・2系統・3系統とします。1系統のプロスタグランディンに直接関わる不飽和脂肪酸は「ガンマリノレン酸」ですが、2系統のものは、これから誘導される「アラキドン酸」です。また、3系統のプロスタグランディンに直接関わる不飽和脂肪酸は、例のエイコサペンタエン酸です。

ですから、プロスタグランディンという合目的因子をそろえるためには、ぜひとも、ガンマリノレン酸とエイコサペンタエン酸がなくてはなりません。リノール酸やアルファリノレン酸がなくてもです。そこで、ガンマリノレン酸とエイコサペンタエン酸とを「不可欠脂肪酸」として、必須脂肪酸との区別をはっきりしたい、と私は考えています。

不可欠脂肪酸は、必須脂肪酸を材料として、自力で作ることができます。ガンマリノレン酸はリノール酸から、エイコサペンタエン酸はアルファリノレン酸から作られてよいはずなのです。ところが、この両者にはネックがあります。まず、アルファリノレン酸を十分に含む食品がないのです。一番多いのがシソの実で、大豆にもちょっぴりあります。

また、リノール酸からガンマリノレン酸ができるためには、ビタミンB_6・亜鉛・マグネシウム・インシュリンの助けがなければなりません。それだけなら何とかなりますが、この反応を阻害する物質が多いのです。トランス型リノレン酸・飽和脂肪酸・アルコール・コレステロール・老齢・活性酸素と多彩です。

この阻害因子をすべてはねのけるのは、容易でありません。そこで私は、少なくともマーガリン・ショートニングなどの硬化油を避けることを提案したのです。

主題の牛乳に話を戻しますが、これは、月見草油を除けば、唯一のガンマリノレン酸の供給源といってよいのです。人乳とヤギ乳とには、牛乳の3倍のガンマリノレン酸があります。この不飽和脂肪酸は、バターの脂肪にも含まれているわけです。ですから、マーガリンをやめて、バターにするのがよいことになります。

牛乳には、タンパク質もカルシウムもあり、さらにまた、ビタミンAもガンマリノレン酸もあります。このすべてが成人病の予防に役立ちます。牛乳の代わりに豆乳をすすめる人もいますが、私からみれば、はなはだしい見当違いです。見かけが似ていることと、内容が似ていることとは同じではないのです。

11　局所ホルモンの話

人間の身体は、取り巻かれた環境からの影響を、なるべく小さくするようにできています。体温・血圧・血糖値・赤血球数・白血球数など多様な数値が、ごく狭い範囲でしか変化しないようにできています。それは、個体維持という目的のために必要なのです。これを「ホメオスタシス」といい、生体の恒常性と訳します。

考えるまでもなく分かることですが、ホメオスタシスのためには、身体の中に微妙なコントロールシステムがなければなりません。

身体のコントロールシステムは、ホルモン系と神経系とによって構成されています。前者はスローモーションであり、後者はクイックモーションです。体温の調節は主として神経系の担当で、血糖値の調節は主としてホルモン系の担当です。体温が上がりすぎれば、神経系は毛穴を開いて水分の蒸発を促進し、血糖値が下がりすぎれば、膵臓にある「膵島」のアルファ細胞が、グルカゴンというホルモンを分泌して、グリコーゲンをブドウ糖に変えます。

ところで、障害物のない直線の高速道路を車で走るときでも、ハンドルをまったく動かさないわけにはいきません。風や路面の摩擦などがデリケートに変化するので、ハンドルをわずかではあっても動かしています。そうしなければ、一直線にすすむことはできないということです。

　生体も、それによく似ています。このようなデリケートな制御がないと、個体維持という大目的を達成することができなくなります。この役割を担うのが、「プロスタグランディン」というホルモンなのです。

　プロスタグランディンというややこしい名前は、前立腺（プロスタグランド）からきています。最初、この物質は前立腺で発見されたので、前立腺特有のものだと考えられていました。ところが、それが全身規模で発見されるにおよんで、この名前は見当違いと分かったのですが、変更されていません。この種のことは、いくらでもあるのです。

　前にも述べた通り、プロスタグランディンには三つの系統があります。1系統はガンマリノレン酸から、2系統はアラキドン酸から、3系統はエイコサペンタエン酸から作られます。油ものを食べない人がいますが、そういうことでは不可欠脂肪酸が不足しますから、生体のデリケートな制御はできません。このことは、結局は合目的性の障害となるので、健康管理上の失敗を招きます。

　プロスタグランディンは、すべての細胞で作られています。局所的にさっと現れて、さっと消えます。そこで、このようなホルモンを局所ホルモンといいます。車の運転と同じく、そのようなスピーディーなフィードバックができなければ、デリケートな制御は不可能になります。

プロスタグランディンの材料になる不可欠脂肪酸は、生体膜のリン脂質から供給されます。一つの不飽和脂肪酸を失ったリン脂質は、血中から新たな不飽和脂肪酸を取り込んで、穴をうめます。このとき、不飽和脂肪酸であれば何でもかまいません。それは便利でもありますが、問題も出てきます。例えば、エイコサペンタエン酸の後がまにオレイン酸が入ったとすれば、これはプロスタグランディンの材料にならないからです。不可欠脂肪酸に注意せよ、ということです。

肝臓や膵臓をやられた病人に対して、医師が脂肪を禁じる傾向があります。けれども、仮にすべての不飽和脂肪酸がシャットアウトされたら、ほかの栄養素に不足がなくても、その人の健康レベルが低下するに違いありません。

中年をすぎると、とかく油ものを敬遠したくなります。プロスタグランディンを考慮すると、これは合目的性の低下、成人病への傾斜の条件を作っていることになるでしょう。(プロスタグランディンではややこしく、長ったらしい言葉でもあるので、略してPGと記すことがあります)。

前立腺や精液に、子宮や腸の筋肉を収縮させ、血圧を下げる物質があることを発見したのは、イギリスのゴールドブラット、スウェーデンのフォンオイラーの2人でした。前者は1933年、後者は1934年の発見で、すでに半世紀前、第2次大戦より古い話です。フォンオイラーは、この物質にプロスタグランディンの名を与えました。

フォンオイラーは、カロリンスカ研究所のベルクストレームに資料を与え、プロスタグランディンの研究をすすめました。カロリンスカ研究所は、ノーベル賞設立以前から、ノーベルが財政的援助をしていた医学校です。ベルクストレームは、２人の弟子とともに、１９８２年度のノーベル賞を受けました。この人はノーベル財団の理事長であり、かつノーベル賞選考委員である関係上、自分の受賞を遠慮したために、発見と受賞との間に長い年月をおくことになったといわれています。

とにかく、プロスタグランディン発見の意義は大きく、その後は今日まで、医学界の話題をさらうようになりました。

プロスタグランディンの三つの系統には、それぞれにA・B……H・Iの９種があります。その中で主要なものは、どの系統についてもE・Fの２種で、E_1・E_2・E_3・$F_{1\alpha}$・$F_{2\alpha}$・$F_{3\alpha}$の六つがプロスタグランディンの主役ということになります。数字は系統を表し、Fにαがついているのは、分子構造上の特徴を明らかにするためです。そこでこれらを「一次プロスタグランディン」といいます。ほかのプロスタグランディンは、一次プロスタグランディンから誘導されます。

プロスタグランディンの働きはめざましいのですが、微量で間に合うために、組織中、体液中の濃度はきわめて低く、しかも、その半減期は、長くて15分、短ければ30秒という程度です。一つの組織で作られたプロスタグランディンが、これと無関係な組織へ行って働くようなことがあっては、生体の合目的性がそこなわれます。ですから、その寿命が短いことは、プロスタグランディンにとって必要な特性なのです。

プロスタグランディンは、やがて血流にのって肺に行き、そこに大量に用意されているプロスタグランディン脱水素酵素によって、90パーセントが活性を失います。残りは、肝臓で処分されます。

プロスタグランディンは、すべての哺乳動物がもっている物質です。しかし、分解が急速なために、生体から抽出して利用することは、不可能に近いのです。医薬用の製品はありますが、合成品に限られます。合成品は、生体内のものと分子構造が違って、分解が遅く、実用になります。

さて、体内でプロスタグランディン供給の要求があれば、まず、それにフィードバックしてフォスフォリパーゼという酵素が現れ、それが、生体膜のリン脂質から、ガンマリノレン酸や、アラキドン酸や、エイコサペンタエン酸など、その場に必要な不飽和脂肪酸を遊離させます。

我々はよく、皮膚炎などの炎症を消す目的でステロイド剤を使います。ステロイドは、このフォスフォリパーゼの活性をおさえ、不飽和脂肪酸が出てくるのをはばむのです。炎症が起こるためには、アラキドン酸から作られたプロスタグランディンE_2が必要です。したがって、アラキドン酸が遊離してこなければ、炎症は起こらないのです。それが、ステロイドの抗炎症作用のメカニズムです。

我々の副腎皮質は、ステロイドホルモンを分泌して炎症をおさえようとします。この合目的的フィードバックが不十分なとき、ステロイド剤のごやっかいにならなければならなくなるのです。

なお、アスピリンの抗炎症作用も、プロスタグランディン生成阻害によります。アスピリンには、乳ガンの骨転移を防ぐ作用があるといわれますが、これもプロスタグランディン生成阻害によります。プロスタグランディンE_1・E_2は、骨からのカルシウム流出を促進するのです。ガン組織は、これらのプロスタグランディンを過剰に生産するといわれます。

プロスタグランディンについての知見が豊富になるにつれ、脂肪酸への関心は深まらざるを得ません。そこで、主要脂肪酸のありかを示す表を作ってみました。それによれば、リノール酸は広く存在しますが、そのほかの不可欠脂肪酸は著しく偏在していることが分かります。このことを頭においておかないと、成人病予防にも手抜かりが出てくるでしょう。

心筋梗塞・脳梗塞は、成人病の中でも大関クラスです。グリーンランドのイヌイットには、これらの病気がほとんどありませんが、それは、エイコサペンタエン酸を含む魚やアザラシの肉を多食することによります。

プロスタグランディンは、三つの不可欠脂肪酸から作られる物質ですが、そのような物質の中には、働きや性質は同じでも、分子構造の違うものがあります。例えば、トロンボキサ

食品の脂肪酸含有率

食　品　名	リノール酸	リノレン酸	アラキドン酸	エイコサペンタエン酸
紅　花　油	74.0	0	0	0
大　豆　油	55.8	アルファ 6.4	0	0
豚ヒレ肉	20.6	アルファ 0	0	0
牛ヒレ肉	2.3	アルファ 0	0	0
鶏もも肉	17.2	アルファ 0.5	0	0
バ　タ　ー	5.1	ガンマ 1.7	0	0
ロースハム	10.0	アルファ 1.4	0	0
カ　　キ	2.1	0	4.2	22.8
マイワシ（春）	1.7	0	8.5	8.1
ウ　ナ　ギ	1.9	0	0	2.0
ア　ジ　（春）	1.7	0	1.9	4.5
サ　ン　マ	1.6	0	0	6.0
イ　　カ	1.7	0	0	12.1

ン・ロイコトリエン・プロスタサイクリンです。これらにもそれぞれ種類があるので、これらをプロスタグランディンの仲間に入れると、総数は50を超えます。

これだけ多くの局所ホルモンがないと、人体の微妙なコントロールができず、生体の合目的性にひびが入ります。イヌイットでなくても、エイコサペンタエン酸を摂れば、心筋梗塞や脳梗塞にならないですむはずなのです。

さて、出血しても、傷口が小さければ、それは自然に止まります。このとき、血小板が集まりかたまって、傷口をふさぐのです。この血小板凝集には、E_1・E_2・E_3の三つのプロスタグランディンが関係しています。E_2は凝集を促進し、E_1・E_3は凝集を阻害します。そこで、プロスタグランディンのE_3がエイコサペンタエン酸から作られることを、思い出していただきたいのです。

実は、ここで我々は一つの大きな問題にぶつかります。それは、このエイコサペンタエン酸がアルファリノレン酸から作られる反応が人体で起きていることが、確かめられていないという事実があることです。アラキドン酸がリノール酸からできることは、確かめられているのにです。もし人体がエイコサペンタエン酸を作ったとしても、微量にすぎないと考えられています。そこで、エイコサペンタエン酸そのものの供給源として、魚油が脚光をあびることになったのです。

先のイヌイットの話は、こうです。医師ディエルベルクは、心筋梗塞による死亡率の比較を試みました。すると、デンマーク人の40パーセントに対し、イヌイットは3・5パーセントにすぎませんでした。彼は、それを不思議に思いました。そしてそれを、食生活の違いによると考えたところから、ついにエイコサペンタエン酸の価値を見つけました。イヌイットに心筋梗塞が少ないのは遺伝ではなく、食事のせいだと分かったのです。

自動車のハンドルは、右回りと左回りの、逆方向のカーブを切るようにできています。この例でみるように、プロスタグランディンは、互いに逆の方向への効果をもっています。

血小板凝集についても、メカニズムはなかなか複雑で、先に述べたE_1・E_2・E_3の三つのプロスタグランディンのほかに、その仲間のトロンボキサンA_2が血小板から出てきます。この物質は、2系統に属し、プロスタグランディンE_2より強い血小板凝集作用をもつほか、血管収縮作用ももっています。

さらに、これに対抗して、血小板凝集を抑制し血管を拡張するプロスタサイクリン（プロスタグランディンI_2）も血管壁から出てきます。プロスタサイクリンの血小板凝集阻害作用は、プロスタグランディンE_1やE_3より強いのです。

そこで、血管壁に障害があれば、プロスタサイクリンが作れないために、トロンボキサンA_2が優勢になり、血小板が凝集して血栓を作る傾向になります。また、その部位の血管が収縮して「狭窄」を起こします。このとき、血管の内側の血液に直に接する内皮細胞が収縮するために、細胞と細胞との間に、かすかなすきまができます。そのすきまを通して、コレステロールなどの脂質が、内皮細胞を包む筋肉層に侵入していきます。これがそこに沈着すると、「動脈硬化」になります。

トロンボキサンA_2が優勢であることは、動脈硬化の一つの条件なのです。たばこがよくないといわれる理由の一つは、ニコチンに、プロスタサイクリンの合成を阻害して、トロンボキサンA_2に加勢する働きがあるためです。

プロスタサイクリンもトロンボキサンA_2も2系統に属するので、アラキドン酸系です。アラキドン酸はガンマリノレン酸から作られるわけですが、この途中にネックがあることはすでに述べました。また、アラキドン酸が、動物性脂肪にはあって植物性脂肪にはないことは、注意を要します。

血液は、血管内をスムーズに流れるのが合目的です。そのためには、プロスタサイクリンとトロンボキサンA_2とのバランスが必要です。狭心症患者の場合は、プロスタサイクリンが正常値の3分の1に減っているという報告があります。正常なら、血小板凝集が起こっても、それが血管の損傷部位より広がることはありません。

いずれにせよ、血液は、全身をスムーズに循環し、血管壁が破れれば、自律的にこれを修復し、止血する機能をもたなければなりません。その任務をおうのが、ここに挙げたいくつかのプロスタグランディンであり、その主役がトロンボキサンA_2であり、プロスタサイクリン（プロスタグランディンI_2）なのです。

血小板凝集の危険性のことを思えば、プロスタグランディンE_1・E_3にも留意すべきです。ということは、牛乳や魚油に留意すべきだということです。これは、心筋梗塞や脳梗塞を避けたい人に対する、食生活上のアドバイスといってよいでしょう。

血圧が加齢とともに上昇することは常識ですが、それもプロスタグランディンによって説明されています。プロスタグランディンを作る能力は、加齢につれて低下する傾向があるのですが、まずいことに、プロスタサイクリンは減るのに、トロンボキサンA_2は増えるのです。

これは、動脈硬化症や糖尿病の患者に顕著です。理由はまだ分かりませんが、プロスタサイクリン合成酵素の活性が低下するためではないか、と推測されています。

アスピリンには、アラキドン酸から2系統のプロスタグランディンができる過程を阻害する作用があります。アスピリン投与が血栓症の予防に有効なのは、トロンボキサンA_2の生成をおさえるためだと思われます。

アメリカでは、成人の4分の1がアスピリンを常用し、4分の3が有事の際にこれを使うといいます。私は、その4分の3の仲間です。

アスピリンは、副作用のもっとも少ない薬です。イギリスでは家庭医制度が完備していますが、彼らはアスピリン以外の薬は投与しないそうで、どの家にもこれが余っている、という話を聞いたことがあります。

アスピリンは、胃に悪いというので、アルミニウムをつけたものができています。アルミ

脂肪酸とプロスタグランディンとの関係

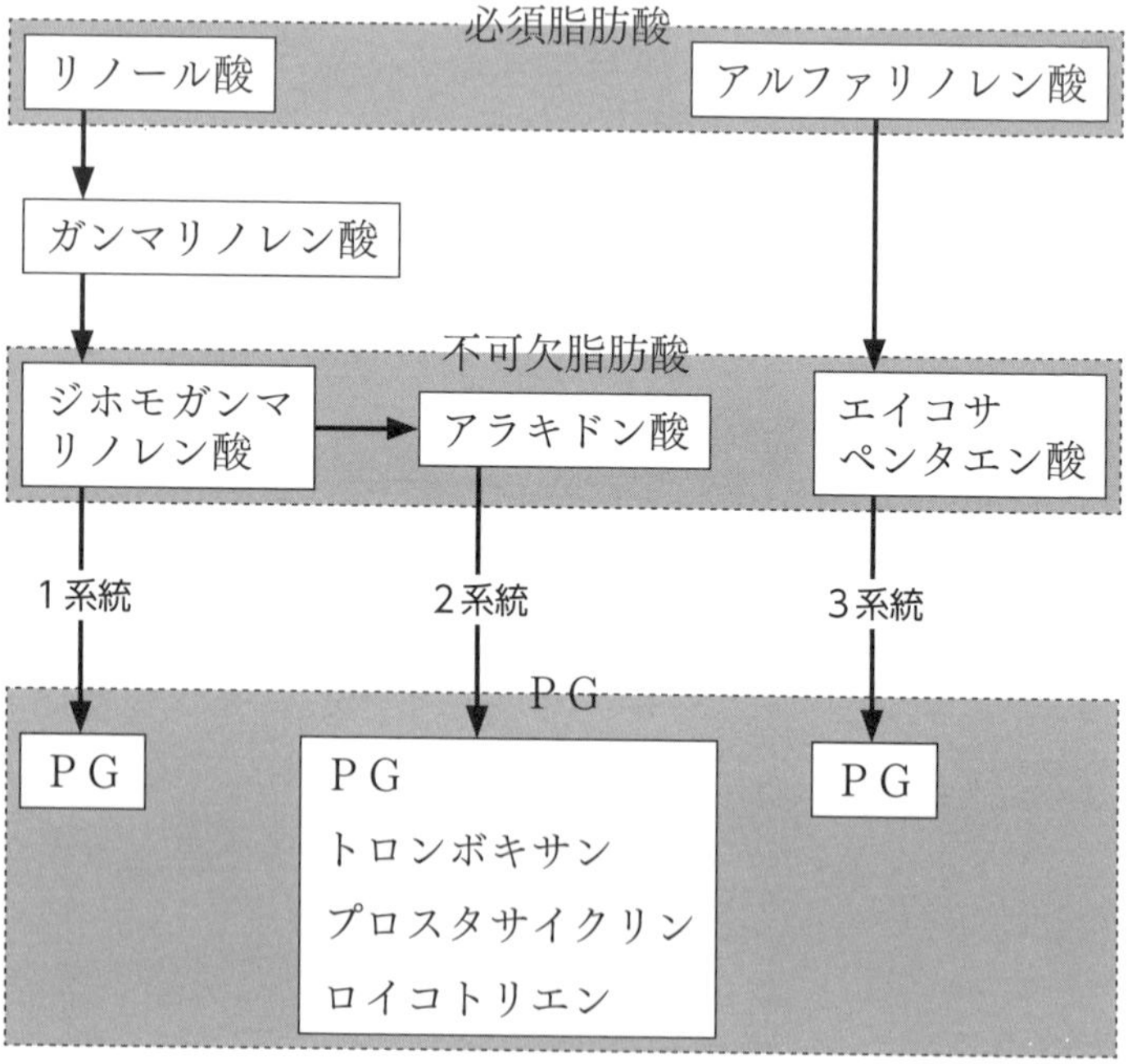

注　PGは、プロスタグランディンの略

ニウムは、胃腸薬にはかならずといってよいほど入っていますが、これは、脳にとってはよろしくないミネラルです。このことは、本シリーズ③『老化と活性酸素』に書いてあります。アスピリンというのは商品名で、学名を「アセチルサリチル酸」といいます。「サリチル」は、ヤナギを意味します。

いつのころか、イギリスの牧師が、自分の教区にリウマチ患者が多いことを心配していました。そこは湖沼地帯で、水ぎわにヤナギがはえていました。牧師は考えました。神は、かならず救いの手を伸ばしてくれるだろうと。そこで彼はヤナギに目をつけ、その皮や根を煎じて患者に与えました。すると、痛みが去りました。アスピリンは、ヤナギの成分のサリチル酸にアセチルを結合させ、安定化させたものです。

アスピリン1グラム（2錠）が分解されるには、4時間かかるといいます。そうすると一日に12錠摂れる計算になりますが、我々日本人は、これで胃を悪くするのが普通です。日本人は、ビタミンAが不足しているからこうなるといわれます。ビタミンAには、胃粘膜を正常化する働きがあります。私は、ビタミンAを大量に摂っているので、別に問題を起こしたことはありません。

トロンボキサンA_2をおさえ、プロスタサイクリンの合成を阻害しないですむためのアスピリンの一日量は、80ミリグラムだという説があります。これは、1錠の6分の1にあたります。この方法で血栓症を防いでいる人が、アメリカにはいるそうです。

アスピリンの副作用としては、耳鳴りや聴力低下が報告されています。アスピリンが禁じられているのは、小児と喘息患者です。小児がウイルスに感染していると、「ライ症候群」を誘発することがあります。これは、命とりになりかねない重病です。喘息患者の場合は、アスピリンが発作を誘発することがありますが、これについては、次項で述べます。

エイズは「後天性免疫不全症候群」の略ですが、その名の通り、これは免疫能の低下を特徴とするウイルス感染症です。そして免疫能低下は、どうもプロスタグランディンE_2からくるようです。このプロスタグランディンの特に多いのが、精液です。精液が免疫の対象になっては、合目的性が否定されることになってしまうではありませんか。

この現象を発見したのは、元大阪大学学長早石修教授のグループです。

〈解説〉

認知症の原因疾患には、「アルツハイマー病」があります。アルミニウムが、アルツハイマー発症に関わっているといわれるようになって数十年を経過しましたが、まだ確定とはならず、規制の対象になっていません。

「アルツハイマー病のアルミニウム仮説」の根拠は、イギリスやフランスなどの国での疫学調査により、飲料水中のアルミニウム濃度が高い地域での発症率が高いとされたことや、この病気の患者の脳脊髄液中のアルミニウム含量は明らかに多いという医療現場からの報告の蓄積にあります。

日本でも、紀伊半島に多発した「筋萎縮性側索硬化症」との関連がいわれました。アルミニウムイオンは、マグネシウムイオンやカルシウムイオンを必要とするタンパク質に、変わって結合しその機能を失わせます。またＤＮＡにも結合して、タンパク質作りを妨げます。その結果、１００種類以上の重要な生化学反応を妨げていることが分かっています。

アルミニウムは、もともと食品にもあり、調理・加工により入ることもあり、食品添加物からも体内に入ります。制汗剤や胃腸薬にも含まれていますが、その全部が吸収されるわけではありません。

けれども少量でも吸収された場合、アルミニウムは鉄に性質が似ているので、鉄運搬タンパクのトランスフェリンに結合して、骨や脳へ運ばれてゆきます。骨や脳へ移行したアルミニウムは、半永久的に蓄積するのです。

吸収されたアルミニウムの約半分が腎臓から排出されますが、腎機能の未発達の乳幼児や、機能低下を生じている高齢者や、透析療法を受けている人では、リスクが大きいことになるでしょう。

脳へ入ったアルミニウムは、「てんかん」や「記憶障害」や「運動失調」などを生じる可能性が指摘されています。

12　プロスタグランディンの面めん

血液凝固（血小板凝集）という現象に、プロスタグランディンE_1・E_2・E_3が関係するのをみました。それも、プロスタグランディンE_1・E_3がE_2と逆の働きをするのをみました。ここで、プロスタグランディンE_1・E_2・E_3の役割を、その場面に限る、と考えてはいけません。同じプロスタグランディンでも、働き場所が違えば、役割も違います。同じ人間が、車を運転したり、帳面をつけたり、新聞を配達したりするのに似ています。

プロスタグランディンE_2には、血小板凝集を促進する作用があるだけではありません。例えば、排卵促進作用です。女性の卵巣では、プロスタグランディンE_2が周期的に自前で作られ、男性とは無関係に女性周期を構成します。昆虫の場合は特におもしろく、メスはアラキドン酸をもっていますが、これからプロスタグランディンE_2を作る酵素をもっていません。それは、オスから注入されることになっています。注入があって初めて産卵、という順序になります。自然の妙ここにあり、という感に打たれるのは、私ばかりではないでしょう。

また、プロスタグランディンE_2には、トロンボキサンとともに、ナトリウムの再吸収を抑制する作用があることも分かってきました。これは、尿を通して食塩を捨てる作業を助けることになります。

さて、トロンボキサンA_2には血管収縮作用があり、プロスタサイクリン（プロスタグランディンI_2）には血管拡張作用があることは、すでに述べました。これを血液の側からみると、血管を流れるためには、それが収縮すれば血圧を上げねばならず、それが拡張すれば血圧を上げる必要はないということです。このことは、プロスタグランディンが、血圧調節にも関与していることをうかがわせます。

一方、アラキドン酸欠乏食を与えられたネズミは、血圧が上昇しますが、これにアラキドン酸を与えると、血圧が正常化します。これは、2系統のプロスタグランディンが血圧に関わっていることを示すものです。事実、副腎髄質で作られるプロスタグランディンE_2に、降圧作用のあることが発見されています。

また、犬を使った実験によると、腎臓へ血液を送る動脈をしばったり、腎臓を支配する神経を切除したりすると、高血圧になります。この事実は、腎臓で作られる「レニン」が血圧を上げるもとの物質だとされてきた、これまでの常識と矛盾するものです。そこで、プロスタグランディンの役割が注目されることになったわけです。

このように、血圧のホメオスタシスの主役がプロスタグランディンだとすると、それが微妙に変動することもよく分かります。入院患者の血圧は、主治医の回診になると、50も80も上がることがありますが、上がりっぱなしではなく、やがて元に戻ります。

ところで、喘息は、気管支を取り巻く輪状の筋肉が、強く収縮して気道の狭窄を起こし、呼気を困難にする病気です。気道の太さを調節するのも、プロスタグランディンだと分かりました。これを拡張するのがプロスタグランディンE_1、収縮させるのがロイコトリエンです。アスピリンが喘息の発作につながるのは、プロスタグランディンE_1の生成が阻害され、ロイコトリエンが優勢になるためかもしれません。

ここで、喘息にとっての、ロイコトリエンの悪役ぶりが暴かれたわけですが、それならば、ロイコトリエンの生成をおさえる方法があるかといえば、少なくともそのヒントがないわけではありません。それは、コエンザイムQ_{10}とも呼ばれる、ビタミンの一種「ユビキノン」の投与です。ロイコトリエンの合成を抑制するものとしては、プロスタサイクリンも知られています。ビタミンEには、プロスタサイクリン合成促進作用があるので、これも喘息によいことになります。

ちなみに、月見草油のセールスポイントの中には、喘息や咳に対する効果がうたわれていますが、それは、月見草油に、プロスタグランディンE_1の原料としての、ガンマリノレン酸が含まれているからです。

また、76ページの図に示したように、1系統のプロスタグランディンの直接の材料は、実はジホモガンマリノレン酸で、ただのガンマリノレン酸ではありません。ガンマリノレン酸は炭素数18の脂肪酸ですが、ジホモガンマリノレン酸は、それに炭素原子2個を追加した、炭素数20の脂肪酸です。実は、アラキドン酸も、エイコサペンタエン酸も、炭素数は20です。

プロスタグランディンはいろいろありますが、炭素数はすべて20と決まっているのです。そうなると、喘息には牛乳やバターがよいことになります。というのは、これらにジホモガンマリノレン酸が含まれているからです。

友人のK氏夫人は、ニセコのゲレンデで滑降中に持病の喘息を起こし、大騒ぎになりました。寒いところで激しい運動をすると、呼吸が盛んになります。すると、冷たい空気がどんどん流れ込んで、気道を冷やします。気道が冷えると、おそらく、プロスタグランディンE_1を作る酵素の活性が落ちて、気管支の収縮をもたらすのでしょう。要するに、喘息もちの人は、冷たい空気に用心せよ、ということです。

ところで、先に、血小板凝集を促進する因子としてトロンボキサンを、抑制する因子としてプロスタサイクリンを挙げましたが、ここにもロイコトリエンがからんできます。実は、ロイコトリエンは、トロンボキサンA_2の合成を促進し、プロスタサイクリンの合成を抑制するのです。また、プロスタサイクリンは、ロイコトリエンの合成を抑制します。そうすると、ロイコトリエンの合成を抑制するユビキノン、プロスタサイクリンの合成を促進するビタミンEは、喘息ばかりでなく、動脈硬化を防ぐためにも、大きく脚光をあびることになります。

また、プロスタサイクリン合成を促進する因子としては、ほかに女性ホルモンと甲状腺ホルモンとを挙げることができます。そして、男性ホルモンの作用はこの逆です。甲状腺ホルモンの方は、甲状腺に異常のない限り、男女差はありません。けれども、女性では女性ホルモンが優勢で、男性では男性ホルモンが優勢です。ですから、血栓症の危険は、男性と閉経後の女性にみられ、若い女性にはみられないことになります。

さて、喘息もちのK氏夫人のスコットランド旅行のみやげとして、私は、ジュディ・グレアムの『イブニングプリムローズオイル』（月見草油）といううきれいな本をもらいました。この本に、プロスタグランディンE_1の効能が出ています。それを紹介しておきましょう。

「血管拡張作用、血圧降下作用、血液凝固抑制作用、サイクリックAMPの高進、コレステロール合成の抑制、炎症の抑制――関節炎の改善、T細胞の活性化、肝障害の予防、アルコール中毒の症状軽減、細胞異常増殖の抑制――ガンの予防」

ここに出てきた言葉のうち、本書になかったものについて、説明しておきましょう。

まず第一は、サイクリックAMPです。これはcAMPと略記されるもので、セカンドメッセンジャーとしての役割をもつ物質です。具体例をとって考えてみましょう。

副腎皮質刺激ホルモンというものがあります。これはACTHと略記されます。ACTHは、脳下垂体から分泌され、血流にのります。そして、どうしても副腎皮質にたどりつかなければなりません。その使命が果たされるのは、副腎皮質の細胞に、ACTHの「レセプター」（受容体）があることによります。ACTHとレセプターとは、相互にそのことを認識して結合をとげます。

すると、細胞膜におさまっている酵素が働き出して、cAMPを作ります。このcAMP

の指令によって、その細胞が副腎皮質ホルモンの合成を始めるのです。つまり、cAMPがセカンドメッセンジャーで、ACTHがファーストメッセンジャーというわけです。

細胞内には、もちろんcAMPを分解するシステムもあります。そうでなければ、その細胞は副腎皮質ホルモンの合成をやめることができません。脳下垂体がACTHを作るのは、副腎皮質ホルモンの需要が起きたからです。その需要が満たされれば、もうそれを作る必要がなくなります。すべては、フィードバックシステムによってコントロールされています。分子栄養学は、そのフィードバックが完璧に行われる条件を求めます。

ところで、cAMPは寿命の短い物質です。そこで、この寿命を延ばすことができれば、細胞の作業を活発にできるはずです。実は、その作用をもつものに、カフェインがあります。カフェインは、cAMPの分解を阻害するのです。コーヒー・紅茶などが、脳を含めて全身の活力を高める現象は、このように説明されています。このようにcAMPを高進する作用が、プロスタグランディンE_1にあるということです。

次は、炎症についてです。プロスタグランディンE_2は、炎症の発展にも関係しています。プロスタグランディンE_1はこれと拮抗するので、炎症を止めることになります。ついでにいえば、アスピリンは、アラキドン酸から2系統のプロスタグランディンを作る過程を阻害するので、抗炎症作用を表します。

T細胞についても、説明が必要でしょう。このTは、胸腺を意味します。ですから、T細胞を「胸腺由来リンパ球」ともいいます。これとB細胞、つまり「骨髄由来リンパ球」とは、免疫の立役者です。そしてこれらは、白血球の仲間とされています。

T細胞もB細胞も、骨髄で作られます。この段階のT細胞は未熟で、胸腺まで血液に運ばれ、そこで初めて成熟し、ヘルパーT細胞・サプレッサーT細胞・キラーT細胞の3種に分化します。

ヘルパーT細胞は、体内に侵入した異物を識別するようにできています。そのために、ヘルパーT細胞の種類は100万を超えます。ヘルパーT細胞はタイプ1とタイプ2があり、タイプ1のヘルパーT細胞は、莫大な数の異物の中から特定の一つを見分けると、にわかに活動を開始し、この異物（「抗原」）ごとに決められたキラーT細胞を召集して、猛然と攻撃をしかけます。キラーT細胞は、リンパ節や脾臓に待機しているのです。タイプ2のヘルパーT細胞は、B細胞に「抗体」を作らせます。これが、T細胞の活性化です。そして、プロスタグランディンE_1が、これを助けるというのです。つまりこれは、免疫機能を増強するということになります。

ところで、「自己免疫病」は、自分自身の組織・器官を異物と間違えて攻撃する病気ですが、その中に、「多発性硬化症」というのがあります。脳の神経細胞には、電気を伝えるためのケーブルに相当する器官があります。そのケーブルの被覆を「ミエリン」といいますが、多発性硬化症では、これが抗原となって、自己免疫的に破壊されます。それがガンマリノレン酸によって抑制された、という報告があります。

ここでは、プロスタグランディンE_1ばかりを強調する形になりましたが、それというのも、普通は、アラキドン酸に比較して、ガンマリノレン酸の摂取量がきわめて少ないからです。成人病予防の見地からいえば、牛乳やバター、それでなければ月見草油を摂ることが有効と考える根拠が、ここから生まれます。

ついでに、プロスタグランディンE_1の作用を追加しておきましょう。

眼圧を下げる（E_2は上げる）。涙の分泌を促進する。唾液の分泌を促進する。食塩の排出を促進する。潰瘍を防ぐ。皮膚の再生を促進する。心筋を強める。

なお、プロスタグランディンE_1は、子宮筋の収縮作用を利用して、人工流産にも用いられます。

13　酸素のテロ活動

　我々人間ばかりでなく、すべての動物が酸素を呼吸して生きていることを、知らない人はいません。そしてそのことを、我々は自然の恩恵と感じています。

　両刃の剣という言葉がありますが、酸素の場合がそれです。酸素は恩恵でもあり、命とりでもあるのです。ただ、その事実は最近まで知られずにいました。つい先ごろそれを知った科学者たちは、愕然としました。そして、多くの優秀な頭脳が、それと四つに取り組んでいます。

　この本には、耳なれない言葉が出てきます。ガンマリノレン酸だとか、プロスタグランディンだとか、T細胞だとかの用語が、読者諸君を悩ませているかもしれません。けれども、言葉は情報のもっとも正確な担い手です。言葉を抜きにしては、何一つ語れません。どうか、本書に出てくる言葉に慣れていただきたいのです。私とすれば、言葉を最小限におさえているのですから……。

　活性酸素が命取りの毒物であるという事実は、実は身近にあり、パラコートの毒性は、活性酸素からきています。活性酸素に「毒性酸素」の別名があるのも、もっともなことです。植物にパラコートを散布すると、体内で大量の活性酸素が発生し、その毒性が植物を枯らすのです。

活性酸素は、その名の通り酸素の一形態ですから、容易に普通の酸素に変わってしまいます。ですから、正しい使い方をする限り、問題は起きません。パラコートが、土壌を汚染する心配はないのです。これは、環境を汚染することのない、理想の枯葉剤として歓迎されているのが実情なのです。

このように書いてくると、植物は、活性酸素の前にひとたまりもないようにみえるかもしれませんが、実際はそうではありません。というのは、正常な代謝でも、活性酸素が発生しているからです。実は、植物には、活性酸素除去酵素が用意されています。それが「SOD」です。普通ならSODが働いて、自家発生の活性酸素を、ただの酸素に変えているのです。ところが、パラコートにやられると、SODで処理しきれないほど大量の活性酸素が発生し、植物はそれに息の根を止められてしまうのです。

こんな植物の話は人ごとのようですが、人間もあまり違いません。正常な代謝の中で、活性酸素は四六時中発生しています。我々は、別にスポーツなどしないときでも、エネルギーを作らなければなりません。心臓や横隔膜の運動がなくても、代謝という名の化学反応すべてが、エネルギーを消費せずにはすまないからです。この事情は、植物も動物も同じです。

活性酸素と呼ばれる酸素の分子種は、エネルギーの発生にはつきものなのです。エネルギーの発生量が多ければ、活性酸素の発生量も多いことになります。ジョギングの創始者フィックスが、ジョギング中に亡くなったのも、原因は活性酸素だと、私は思っています。あとで理由を説明するつもりですが、このようなときは、ビタミンEを十分に摂る必要があります。アメリカ人のことですから、彼がビタミンEに手を出していた可能性はあります。

このあたりの詳しいことは『ビタミンEのすべて』(「三石巌全業績」第7巻)に書いておきましたが、市販のビタミンEは、分子構造からみて一つの物質ではなく、しかも、その吸収率に大幅な違いがあります。吸収率ゼロのものも、売られているのです。ビタミンEなら何でもよい、のではないことを、ここに警告しておきます。

パラコートによる死者の大部分は自殺ですが、事故死も数パーセントあります。事故死には、パラコートを溶かした水のバケツに尻もちをついた例、この溶液のタンクをせおったまま、まころんだ例などがあります。

さて、体内の活性酸素は、発生した場所の近くで除去されなければ、血液に運ばれて肺まで行って除去されます。むろん、除去酵素SODによってです。パラコートなどによって大量に発生した活性酸素は、肺でも除去しきれず、肺胞を障害します。すると、ガス交換が困難になるので、呼吸運動はあっても、肺機能が失われ、窒息死に至るのです。

活性酸素の毒作用の正体は、強い酸化作用です。その第一の対象になるのは、生体膜のリン脂質の不飽和脂肪酸です。これの酸化が始まると、連鎖反応的に酸化が進行して、細胞が崩壊することになります。

生体膜に含まれる不飽和脂肪酸が残らず酸化すると、次に膜の中の酵素タンパクなどのタンパク質が酸化してしまいます。実は、リン脂質の不飽和脂肪酸は、タンパク質を酸化による障害から守っていたのです。ところが、肺胞に限っては、リン脂質が不飽和脂肪酸をもっていません。この守りがないので、酵素タンパクが活性酸素にやられて、その機能を失うのです。それは、すなわち肺の死ですから、人間の死を意味することになります。

エアロビクスという健康法があるようです。それについて、私はまったく知りませんが、もし、それが酸素の消費量を多くすることであるならば、活性酸素の心配をしないとまずいことになります。エアロビクスに、ＳＯＤを増やす効果があるならば結構ですが、それはあり得ません。

ところで、哺乳動物のＳＯＤには、銅亜鉛酵素とマンガン酵素の、二つのタイプがあります。ですから、ここに挙げられた3種のミネラル（銅・亜鉛・マンガン）が欠乏しないことが望ましいのです。

ちなみに諸外国では、乳児用粉ミルクに銅と亜鉛を添加することを、早くから義務付けていました。日本のメーカーも、輸出用粉ミルクにはこれらを添加していたわけです。ところが日本の厚生省は、小児科医の切なる要望にもかかわらず、長い間、それらの添加を禁じていたのです。日本の行政は、どうも時代遅れの体質をもっているようです。

ただ、読者諸氏の耳にたこができるかもしれませんが、ＳＯＤは酵素なのですから、タンパク質が不足しては、ミネラルがあってもこれを十分に作れず、生体の合目的性が保障されないことを考えていただきたいのです。

実は、SODは、すでに製剤化されています。それは、活性酸素による病気、例えば川崎病に使われて効果を上げています。川崎病の主症状は血管炎なのですが、これは、白血球が作った活性酸素によるものだからです。

SODの適応症をみると、全身性エリテマトーデス・関節リウマチ・クローン病・潰瘍性大腸炎などの難病が挙げられています。この事実は、これらの病気が、活性酸素中毒と何らかの関係があることを示しています。

すると、その発生源は何かという問題になりますが、それが「ミトコンドリア」だとは考えがたいのです。ミトコンドリアは、生体エネルギー発生装置で、細胞小器官の一つです。ただし、その数は一つや二つではなく、肝臓の細胞にいたっては、数千のミトコンドリアをもっています。エネルギー発生に伴って発生する活性酸素は、このミトコンドリアで作られています。

けれども、これは、いわば生理過程として正常な範囲のものですから、生体の合目的性から考えて、ここで発生する活性酸素が病気を起こすほど、SODが不足するのはおかしいというほかありません。そこで、病気を引き起こす活性酸素の発生源は、ミトコンドリア以外のものに求めるのが自然でしょう。

先に、白血球が活性酸素を作ると書きました。白血球と呼ばれるものは一つのものではなく、「マクロファージ」「顆粒球」「リンパ球」の三つに大別されます。マクロファージは大食細胞ともいい、１８８４年に、ロシアのメチニコフが「好中球」とともに発見したものです。好中球は、顆粒球の一つで、全白血球数の60パーセントを占めます。

活性酸素を発生する白血球というのは、この好中球とマクロファージの2種といってよいでしょう。両方とも体内の侵入者にダメージを与える目的のものですが、マクロファージの方は、免疫監視機構の主役となっています。マクロファージや好中球が、ダメージを何によって与えるかというと、それはほかでもない活性酸素なのです。生体は、活性酸素の毒性を利用して、自分自身を守っていたわけです。ただそのことに、我々は長いこと気がつかずにいたのです。

活性酸素は、まさに両刃の剣だったのです。

14　活性酸素のいろいろ

活性酸素とは、酸化力の強烈な酸素を意味することはすでに書きました。では、酸化力が強いとはどんなことでしょうか。酸化とは、どんなことでしょうか。

Ａ・Ｂ二つの原子団が接近して、電子のやりとりをすることがあります。ＡがＢから電子を引き抜いたとすれば、ＡがＢを「酸化」したことになり、Ａは「還元」されたことになります。つまり、酸化と還元とは裏表の関係になっているのです。そこで、活性酸素は、相手から電子を引き抜く力の強い酸素だということが分かるでしょう。

ところで、やっかいなことに、活性酸素には酸化力の違うものがあります。だから、それらを区別する必要があるわけです。パラコートから発生するものや、エネルギー生産装置ミトコンドリアから発生するものは、「スーパーオキサイド」といいます。ＳＯＤのＳＯは、スーパーオキサイドの略です。Ｄ（ディスムターゼ）は、除去酵素を意味します。

先に、ＳＯＤは、活性酸素をただの酸素に変える働きをすると書きましたが、実は、単純にただの酸素に変えるわけではありません。ＳＯＤは、スーパーオキサイドを「過酸化水素」に変えます。そして、過酸化水素が別の酵素の助けによって、ただの酸素に変わるのです。過酸化水素も、活性酸素の一形態ですから、これにも毒性があります。ですから、別の酵素が出てきて、これをただの酸素にするという手続きがいることになります。

生体の合目的性を考えると、スーパーオキサイドが発生したら、いちはやくSODでつかまえて過酸化水素に変え、さらにただの酸素に変えなければなりません。それがうまくいかないと、パラコート死や、ジョギング死という悲劇にみまわれるのです。

すでに述べたことですが、SODには2種のものがあります。また、SODと同じ働きをするものとして、ビタミンCやユビキノンを挙げることができます。この二つのビタミンは、SODに協力して、スーパーオキサイドを過酸化水素に変えてくれます。

一方、生体が、過酸化水素をただの酸素に変えるための酵素としてもっているものは、「カタラーゼ」と「グルタチオンペルオキシダーゼ」の二つです。後者はセレン酵素なので、セレン（セレニウム）が不足すると、これも不足するわけです。

ところで、北アメリカ大陸は広大なので、土壌のセレン含有量に大幅な違いがあります。疫学調査の結果、セレン含有量の多い土地には、ガン患者が少ないことが分かりました。そこでアメリカでは、ガン予防のミネラルとして、セレンが発売されました。ただし、ある会社の商品説明には、一日200マイクログラム以上を摂る人には売らないと書いてあります。セレンに限らず、ミネラルというものは、ビタミンと違って過剰は好ましくありません。

セレンは、ガン予防に役立つとばかり思っているうちに、心臓病の予防にも役立つことが分かって、人気のミネラルとなりました。この効果も、活性酸素である過酸化水素を、ただの酸素に変える酵素、グルタチオンペルオキシダーゼによるものでしょう。

とすれば、ガンも心臓病も、活性酸素中毒に密接な関係があることになります。実は、これは脳梗塞にも関係があります。結局、三大成人病のすべてに、活性酸素が深く関わっているのです。本書は、その観点から書いています。それでこそ、この本が医師の本と違うことになるのです。

我々は、スーパーオキサイドの発生が、ミトコンドリアでのエネルギー発生に伴うことや、白血球やマクロファージの活動に伴うことを知りました。ですから、細菌やウイルスの感染も、炎症も、活性酸素中毒の機会だということを認識する必要があります。

スーパーオキサイド　↓　過酸化水素　↓　酸素＋水

さて、この図式は、正常な状態の生体内のプロセスといえます。では、もし過酸化水素が、ただの酸素になってくれなかったらどうなるか、が次の問題です。

スーパーオキサイド　↓　過酸化水素　↓　ヒドロキシルラジカル

ヒドロキシルラジカルは、最強の活性酸素です。しかも、これをただの酸素にする酵素を生体はもっていません。つまり、ヒドロキシルラジカルは暴れ放題ということになります。では、我々はお手上げかというと、そうではありません。ビタミンEやカロチノイドなどが、これを取りおさえてただの酸素に変えてくれます。ここで、注意しておきたいことは、ビタミンEといっても、正真正銘のものでないと、細胞内に入り込めないということです。

アメリカに心臓障害が多いことはよく知られていますが、雑誌『メディカル・トリビューン』によれば、それはコーラの消費が増えたときからだといいます。過酸化水素がヒドロキシルラジカルになるためには、銅、または鉄のイオンが必要とされますが、コーラには銅イオンが多く、過剰になりやすいためと説明されています。なお、遊離した鉄イオンは、原則として生体内に存在しないので、問題になりません。

東北大学医学部の調査班が、日本中の長寿村の食生活のデータをとったことがあります。その結論として、長寿村に共通な食物は、カボチャだと分かりました。カロチノイドは、カボチャやニンジンの色素です。このカロチノイドのヒドロキシルラジカル除去作用が、長寿をもたらすということです。活性酸素には、老化を促進し、寿命を縮める作用があるのです。

そして、この点で、ビタミンEはカロチノイドの代わりになります。ビタミンEに過剰症がないとすれば、その摂りすぎを警告した厚生省は、よけいなおせっかいというものです。ただ、真の狙いが長寿者の数を減らして、老人福祉予算を節約するところにあるのなら、話は別ですが……。

ところで、京都大学の佐藤了博士らが発見した、「チトクロームＰ４５０」という酵素があります。これは鉄酵素で、「薬物代謝」の主役として有名になりました。簡単にいってしまえば、薬物代謝とは、薬や汚染物質を解毒することです。

このチトクロームＰ４５０が活動すると、活性酸素が2種類も発生します。一つは例のヒドロキシルラジカルですが、もう一つは「一重項酸素」というものです。これをただの酸素に変えるものとして、ビタミンE・カロチノイド・ビタミンA・ビタミンB_2が挙げられます。薬に手を出すときは、それが活性酸素の発生源になることを、認識する必要があります。

また、チトクロームP450は、副腎皮質ホルモンや性ホルモンなどの「ステロイドホルモン」の合成にも登場します。副腎皮質ホルモンは、ストレスがあると盛んに作られます。そこでストレスもまた、活性酸素の発生源になることを認識する必要があります。

一方、神経伝達に関与する「神経ホルモン」には、アドレナリン・ノルアドレナリン・ドーパミンなど、いわゆるアミンに属するものがあります。これらのアミンは、適当な分解機構がないと、過剰になって障害を起こします。そこで、これを分解させる「アミン酸化酵素」が生体には用意されているのですが、これがまた問題なのです。というのは、この代謝が、ヒドロキシルラジカルの発生につながるからです。

ノルアドレナリンは怒りのホルモンといわれ、アドレナリンは不安のホルモンといわれますが、怒りや不安の感情がたかぶると、これらのアミン型ホルモンが大量に作られます。それに応じて、処理のためのアミン酸化酵素が活躍することになり、ひいては、ヒドロキシルラジカルという凶暴な活性酸素の発生となります。

このようなプロセスを考えると、怒りとか不安とか、日常よく経験する感情が、命を縮める方向に働くとみてよいでしょう。

また、日ざしの強い夏になると、よく「オキシダント」が発生します。これは、工場や自動車の排ガスがもとになってできた酸化物で、主成分はオゾンです。オゾンは、肺に入ると一重項酸素に変身します。ですから、オキシダント中毒も、活性酸素が主な原因であると考えられます。

活性酸素は、このように常時発生するもののほか、薬や汚染物質の侵入によって発生するもの、ストレスに伴って発生するものなどがあります。我々が薬を敬遠し、汚染物質に目を光らせ、ストレスを避けたいと願うのは、ひとえに活性酸素中毒をおそれるから、といっても過言ではないでしょう。

いずれにせよ、活性酸素に対抗するものとして、SOD・セレン酵素のほかに、ビタミンE・カロチノイド・ビタミンC・ユビキノン・ビタミンB_2などがあるという事実には、感謝してよいでしょう。我々は、この恩恵をフルに活用すべきです。

厚生省が、100歳以上の老人の食生活の調査をしたことがあります。そして、1人の例外もなく、毎日卵を食べていることを見つけました。卵黄の色素「キサントフィル」の、ヒドロキシルラジカル除去作用がものをいっていたのです。キサントフィルは、カボチャやニンジンのベータ・カロチンとともに、カロチノイドの仲間です。

ベータ・カロチンは「プロビタミンA」と呼ばれ、ベータ・カロチンの1分子が二つに分かれると、2分子のビタミンAになります。植物の葉の色素には、葉緑素のほかに、カロチノイドとフラボノイドがあります。緑葉野菜という言葉がありますが、緑葉に含まれるカロチノイドは、アルファカロチン・ガンマカロチン・キサントフィルなどです。

一般に、動物は直接間接に植物に依存して生きていますが、植物はそれぞれに自力ですべての問題を解決しています。活性酸素についてもそうであることは、SODのほか、ビタミンC・ビタミンE・カロチノイドなどを、自前で用意している事実から分かります。

ところが、植物は、これ以外にも活性酸素対策を用意しています。それは、先にふれたフラボノイドや、ポリフェノールなどです。これらの抗酸化物質は、協同して段階的に活性酸素を除去します。抗酸化物質というのは、一般に酸化に抵抗する物質のことで、活性酸素除去物質もこれに含まれます。

ところで、ポリフェノールもフラボノイドも、それぞれ数十数百の種類がありますが、仲間同士が互いにつながって、巨大分子になっています。植物体内では、これらは巨大分子のまま作用を表しますが、人体内ではそうはいきません。そこで、人間がこれを利用するためには、それをばらばらの小さい分子にする、低分子化が必要になります。この技術は、丹羽靫負《ゆきえ》博士によって開発されました。

活性酸素の研究が始まったのは1969年以後、活性酸素と病気との関連が論じられるようになったのは、やっと1980年代のことで、きわめて新しいのです。

15　過酸化脂質とフリーラジカル

プロスタグランディンという、なじみの薄い名前が出たかと思ったら、次に活性酸素、そして今度は「過酸化脂質」が出てきました。送迎にいとまなし、という印象でしょう。そういう用語を、私はむやみに振り回す気持ちはありません。しかし、それなしには、少なくとも成人病のような慢性的な病気、累積性の病気を語ることは、不可能だと考えられるのです。このレベルの理解が、成人病の予防には不可欠なのです。

プロスタグランディンという名の局所ホルモンについて、その作用のおもしろさと、神出鬼没ぶりの一端がお分かりになったことでしょう。このプロスタグランディンと呼ばれる物質は、化学上の大分類からすると、「過酸化脂質」に属します。過酸化脂質とは、字の通り、脂質の過酸化物です。そしてプロスタグランディンは、炭素数20個という特定の不飽和脂肪酸の、過酸化物なのです。

過酸化脂質の仲間には、我々の身辺に存在するものもあります。日なたにおいたインスタントラーメン、古いかりんとう糖やポテトチップス、煮ぼし・しらす・冷凍マグロなどには、それが含まれています。それらの不飽和脂肪酸は過酸化している、ということです。

不飽和脂肪酸は、生体膜の主成分であるリン脂質に含まれているわけですから、それの分布は全身的です。ということは、過酸化脂質は、身体のどこででもできるということです。それが、プロスタグランディンだといえばそれまでですが、過酸化脂質はプロスタグランディンだけではありません。冷凍マグロや、インスタントラーメンの過酸化脂質は、これとは違って有害無益な物質です。

不飽和脂肪酸、例えばアラキドン酸からプロスタグランディンができる過程は、酵素反応です。ということは、合目的的に調節されているということです。プロスタグランディンと呼ばれる過酸化脂質は、酵素反応によって、フィードバック的に生成がコントロールされている点に特徴があります。

ところが、有害な過酸化脂質は、「自動酸化」という非酵素的で反目的的な反応によって作られます。同じ過酸化脂質でも、大きな違いがあるわけです。そして、この自動酸化を起こすものが、活性酸素なのです。活性酸素・プロスタグランディン・過酸化脂質の三者には、互いに関連するところがあったのです。

自動酸化のメカニズムは、こうです。

まず、不飽和脂肪酸の存在が必要です。それを酸化する力は、空気中の普通の酸素にはありませんが、紫外線の照射があれば、普通の酸素が紫外線のエネルギーを吸収して、スーパーオキサイドに変身します。これが、不飽和脂肪酸を酸化するのです。そして、その生成物が、過酸化脂質ということになります。

さて、イワシもマグロも、魚類はみな、不飽和脂肪酸を大量に含んでいます。また、インスタントラーメンもかりんとうも、不飽和脂肪酸を含む油で加工されています。

一方、一般に、空気中の酸素は、紫外線のために微量のスーパーオキサイドを含んでいます。ですから、これらの食品は、紫外線に当たれば比較的短時間に、紫外線がなくても長時間たてば、自動酸化を起こすのです。

煮ぼしやしらすは、古くなってもあやしまれません。過酸化脂質をたっぷり含んでいるものが食膳にのぼることが、むしろ普通です。

揚げ油の酸化はよく知られていますが、この場合の活性酸素は、高温のために発生します。過酸化脂質を含むと、油が褐変し、それが重合するとねばついてきます。家庭の揚げ油の場合、10回程度までなら、過酸化脂質の量はほとんど問題にならないそうです。

過酸化脂質の重合とは、その分解物や、ほかの過酸化脂質が結合する現象です。重合が繰り返されると、分子が次第に大きくなります。血中に過酸化脂質の重合物があると、血液の粘度が高くなります。そして、血中には、微量の過酸化脂質があるのが通例とされています。

過酸化脂質の害は、これ以外にもあります。それは、前に述べた毒性で、次のようなものです。

細胞を包んでいる生体膜は、リン脂質でできています。そして、すべてのリン脂質には、不飽和脂肪酸が含まれています。ですから、ここに活性酸素がくると、不飽和脂肪酸が酸化されて、過酸化脂質になりますが、それだけではすまないのです。

いったん一つのリン脂質分子が酸化すると、となりのリン脂質分子にも、酸化が広がります。こうして次々に連鎖反応が起こり、やがて生体膜を破壊してしまうのです。

このとき、不飽和脂肪酸の分子から、1個の電子が奪われた形のものができます。これを「フリーラジカル」、または「ラジカル」といいます。そして、特にこの場合のラジカルは、「脂肪酸ラジカル」といいます。

ここに出てきた「ラジカル反応」は、SODやカタラーゼによって阻害される仕組みが生体側にそなわっているわけですが、これは力関係ですから、間違いなくその効果が期待できるとは限りません。そこで、ビタミンEなどの活性酸素除去物質の出番がくることになります。なお、グルタチオンペルオキシダーゼには、過酸化脂質を還元する作用もあります。

ところで、血中の過酸化脂質濃度は、70歳までは次第にわずかながら上昇し、これをすぎると下降ぎみとなりますが、これが成人病に関わっている公算は、大きいと考えざるを得ません。

16　虚血の恐怖

「虚血」という医学用語に、我々素人も最近は、慣らされてきました。これは、血液が流れていかなくなり、酸素や栄養物質の補給が止まった状態を想像させます。このような状態は、いわゆる「梗塞」や「攣縮《れんしゅく》」によって血液が止まると、その下流に起こります。

「虚血の恐怖」というタイトルから分かるように、これは恐ろしい現象ですが、その説明はややこしいのです。血液が流れていかなくなって、酸素や栄養の欠乏が現れるといった説明では、実はまったく不十分なことが、近年、ようやく明らかになったばかりなのです。

すでに述べたことですが、生体のエネルギーは、細胞の中にある、たくさんのミトコンドリアで作られます。実はそれは、ＡＴＰというエネルギーの分子を作るという形で行われます。この過程で、スーパーオキサイドという活性酸素が発生します。

ところが、虚血状態になると、また違う過程で大量の活性酸素が出てきて、大規模なダメージを与えるようになります。虚血の恐怖とは、これを指していったのです。このことは、梗塞と呼ばれる成人病に特有な現象に、活性酸素が主役をかって出ているということを意味します。

ところで、ミトコンドリアのエネルギー発生機構には、二つあります。一つは「クレブスサイクル」で、もう一つは「電子伝達系」です。虚血状態になると、このうち電子伝達系が破壊されてしまいます。問題のポイントは、そこにあります。

生体のエネルギーは、すべて高エネルギー分子ＡＴＰによってまかなわれます。ＡＴＰの合成は、生体にとって必須の作業ですが、それはまず、ミトコンドリアの外の「解糖系」で行われます。そして、ミトコンドリアに、血液が運んできた酸素と、解糖系などで作った水素とピルビン酸を補給しなければなりません。

水素原子は、1個の原子核の周りに1個の電子が回る形をとっています。水素の原子核を「陽子」といいますが、107ページの図に示したように、水素原子が陽子と電子とに分かれ、電子が電子伝達系に入って、ＡＴＰを作ることになります。

電子伝達系の主役は、5種の鉄タンパクで、その前にユビキノンがあります。電子は、ユビキノンから鉄タンパクへと、リレーのバトンのように送られていきます。そしてこの電子は、最終的に、陽子および酸素と合体して、水になってしまいます。

そこで虚血の問題ですが、酸素がこなくなると、鉄タンパクの分子がこわれます。鉄タンパク分子は、タンパク質が鉄を包み込んだ形になっています。ところが、酸欠になると、タンパク質が変形して、鉄が露出してしまうのです。

こういう事態になると、電子のリレー送りがストップしてしまいます。電子伝達系が、機能を失うのです。そして、これは回復しません。これが、いわゆる「虚血」の結末なのです。

ATPができる仕組み

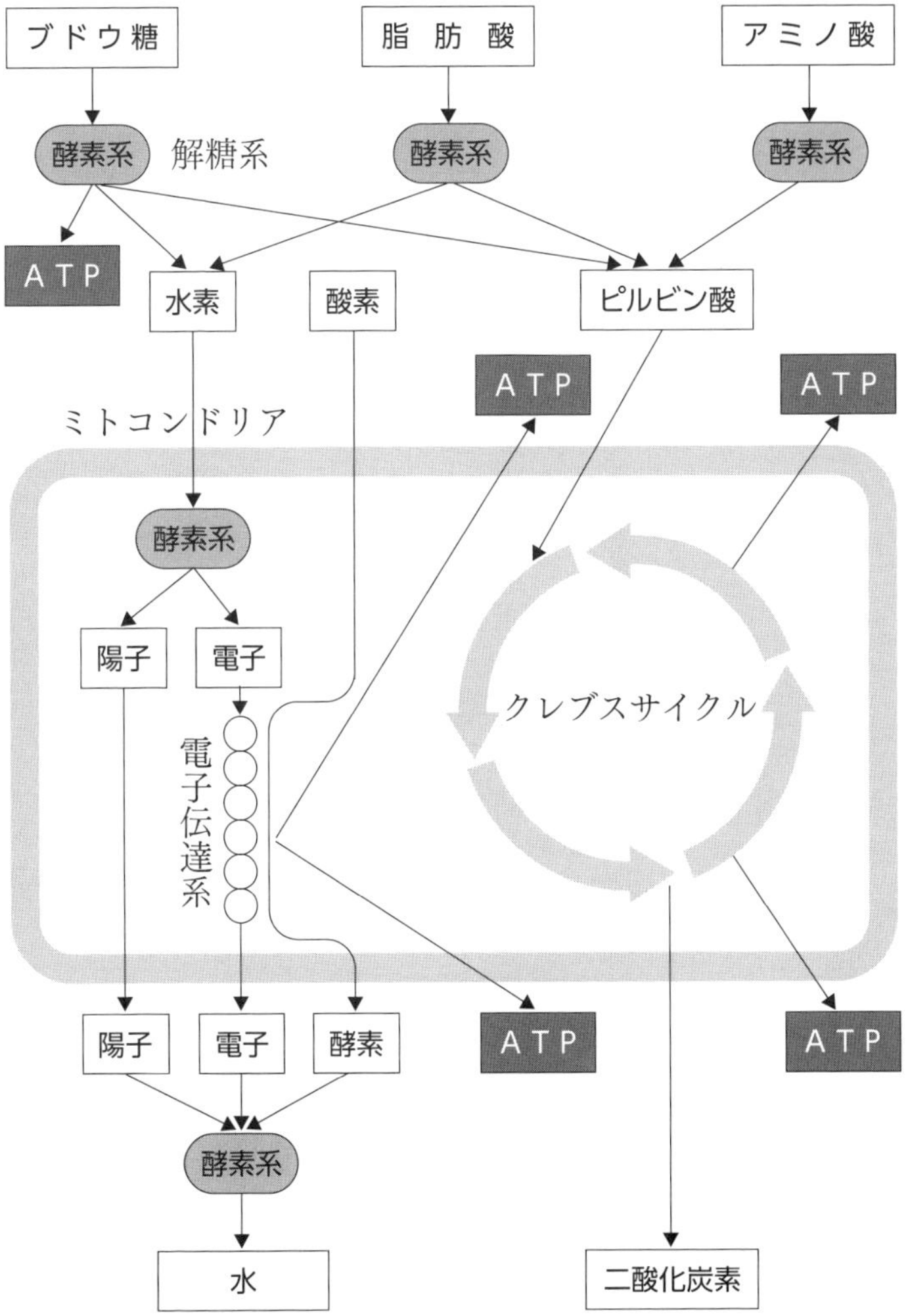
ブドウ糖
脂肪酸
アミノ酸
酵素系
解糖系
酵素系
酵素系
ATP
水素
酸素
ピルビン酸
ATP
ATP
ミトコンドリア
酵素系
陽子
電子
電子伝達系
クレブスサイクル
陽子
電子
酵素
ATP
ATP
酵素系
水
二酸化炭素

一方、心臓や脳の血管がつまって血液が止まると、「副血行路」という遊休血管が、バイパスとして開通します。また、薬剤や手術によって、梗塞をとることもできます。そのようにして血流が再開されると、こわれた電子伝達系のところに、酸素が行くようになります。ところが、むき出しになった鉄は、その酸素を活性化してしまいます。

むき出しになった鉄のところでは、リレーのバトンである電子が、電子伝達系からほうり出されてうろうろしています。そしてそれが、送り込まれてくる酸素分子と結合します。そこで、酸素分子に1個の電子が添加されて、新種の酸素分子ができることになります。これが、我々が問題にしてきたスーパーオキサイドの正体なのです。

酸素の分子は、電子を8個もつ酸素原子が2個結合したもので、計16個の電子をもっています。これが17個になると、活性を現すのです。そうなれば、ミトコンドリアが、活性酸素発生装置に変身したことになります。

前にも述べましたが、生体膜に活性酸素がふれると、それが連鎖反応的に障害されます。ミトコンドリアがすっかりこわれてしまえば、活性酸素の発生もできなくなりますが、中途半端だと、こういう事態になるのです。

心筋梗塞が起きた場合、冠状動脈にカテーテルと呼ばれるパイプを外から通して、そこに血栓を溶かす薬を注入することがあります。このとき、ある時間の間虚血状態が続き、それから血流が再開されるわけですが、それが2時間ぐらいあとだと、重症の不整脈が起きるのに、8~9時間おくと、そういう症状があまり起きないというような臨床データが出ています。こういう事実は、電子伝達系についての、前述の解釈が正しいことを証明しているといえます。

要するに、虚血がこわいのは活性酸素の発生であり、その活性酸素はミトコンドリアの生殺し状態のときに著しいということです。実験的にも、心筋梗塞の場合には、血中の活性酸素が増えていることが確認されています。

虚血は、単なる酸欠とはレベルの違う現象です。いわゆる虚血は、酸欠のあとで血流が再開されたことから起こる、特別な現象なのです。ですから、虚血は、酸素の欠乏段階と、酸素の活性化段階の、二つの段階に分けるのが適当なのかもしれません。

17　成人病とは何か

ここまで述べたところは、本書で扱う問題についての予備知識を提供するものでした。これからは、各論的な段階になります。

まず第一の問題は、成人病とはいったい何なのかということです。これがもし、慣習的な分類上の病気の一つならば、脳膜炎とか弁膜症とかと並ぶものでなければなりますまい。しかし、それは見当違いでしょう。

近代医学の開祖は、19世紀フランスの医学者クロード・ベルナールとされています。彼は、一つひとつの病気に、それぞれ固有の原因があると主張しました。これは、病気に対する因果律の援用であって、一つの病因論です。これによって、彼は医療を呪術から解放して、合理主義の路線にのせようとしました。合理主義は、近代医学の面目なのです。

いわゆるニューサイエンスの旗手たちの中には、因果律を否定する傾向がありますが、そういう話は片隅でこそ言う以上のものであってはなりません。我々は、いまさら悪魔と盟約をむすぶわけにはいかないのです。

ところで、ベルナールの病因論は、1対1の因果律で、現在の常識からすれば独断すぎます。この流儀で押していくと、例えば、壊血病はビタミンCの欠乏からくる、壊血病が起きなければビタミンCは欠乏していない、というたぐいの論法が出てくる余地があります。

ベルナールの1対1の因果律を破ったのは、カナダの医学者ハンス・セリエのストレス学説です。その発表は1944年、ベルナールが自説を述べた名著『実験医学序説』の出版は1865年でした。1対1の因果律は、80年近く生きていたことになります。

ストレスの引き金となるストレッサーは、過労・心労・疼痛・極寒・猛暑などとされます。ストレスのもたらす結果は、副腎肥大・胸腺萎縮・消化管潰瘍などです。

ステロイド剤が劇的効果を上げる病気は200以上ありますが、これらは、原則としてストレス病であると考えることができます。1対1の因果律は、完全に崩壊したのです。

ともあれ、それぞれの病気に、れっきとした原因があるというベルナールの思想が定着した今日、病気を原因によって分類することが試みられてよいでしょう。成人病の概念を確立するために、ここに私の分類を示すことにします。

第一は、生まれつきの病気です。これを「生来病」と名付けることにします。生来病の具体例は、色覚異常・血友病・心臓中隔欠損・ダウン症・先天性難聴・アレルギー体質などです。染色体異常・遺伝子異常・発生分化異常などが原因となる、いわゆる遺伝病や遺伝的弱点などが、生来病の背景にあります。

第二は、環境因子による病気です。これを「環境病」と名付けることにします。環境病の具体例は、風邪・インフルエンザ・赤痢・水俣病・イタイイタイ病・脊椎分離などが挙げられます。ウイルス・細菌・汚染物質・外力などが、その原因です。

生来病と環境病とは、その本質からして、年齢とは無関係に発症するのが特徴といえます。

第三は、病因の蓄積によって起こる病気です。病因が何であったにせよ、発症までには時間がかかります。ある程度の加齢を必要とすることになります。これが「成人病」であると考えます。

新聞・雑誌にみられる通り、１９８０年代になると、遺伝子の個体差がようやく問題にされ始めました。遺伝子が万人に共通であるとしては説明のできない現象が多いことから、個体差に目をつぶることの非現実性に気づく人が現れたということです。その人たちは、遺伝子を見れば、その持ち主が将来どんな病気にかかりやすいかが分かるようになるだろう、と考えています。これは私の言う、遺伝的弱点・体質的弱点に目をつけたことになります。

さて、生来病の原因の一つに、私は遺伝的弱点を挙げました。この観点を拡大すると、環境病の一部と、成人病の一部もしくは全部が、生来病のカテゴリーにおさまってしまうことになります。それでは、私の分類法は自己矛盾におちいることになります。その代わり、遺伝的弱点をビタミンの大量投与でカバーするという私の理論が、環境病や成人病にも当てはまることになります。

前記の分類は、このようなことを頭においた上での試みです。したがってそれは、大まかであり便宜的なものであって、絶対のものではありません。

分類の基準として、加齢とともに発症が増えるか増えないかをとる方法もあるでしょう。しかし、これは適切ではありません。栄養補給で改善されるかされないかをとる方法もあるでしょう。これも同様です。なぜならば、ほとんど全部の病気が、この方法で大なり小なり改善される可能性をもっているからです。

ところで、成人病の病因の問題ですが、本書では、それを「活性酸素」とします。成人病のワーストスリーであるガン・脳卒中・心不全が、いずれも活性酸素と密接にむすびついているからです。

酸素は環境因子の一つですが、活性酸素は四六時中体内に発生するものですから、これによる病気を環境病とするのには無理があります。成人病を、独立した1本の柱とする根拠は、活性酸素にあったのです。

私のこの分類の意義は、分子栄養学的なものでもあるのです。ビタミン・ミネラルが、生来病や環境病においては栄養物質として位置付けられるのに対し、成人病においては活性酸素除去物質として位置付けられるからです。

この分類法が絶対であると信じているわけではありませんが、本書でいう成人病は、この定義のものと考えていただきたいのです。

18　ガンを考える

医師にガンを疑われた人の表情は、まともに見るにしのびません。だからこそ医師は、本人にガンの宣告を下すのをためらうのです。この宣告は強大なストレッサーとなり、副腎からコーチゾンと総称されるホルモンが分泌されます。そこで、その合成と分解のためにチトクロームＰ４５０が出動します。それが起こす代謝の中で活性酸素が発生して、ガンの進行を促進することになりかねません。だから真相を語らない方がベター、という選択が出てきます。ガンは恐ろしい病気なのです。

ガンが現代の大問題であるところから、多くの俊英がこの研究に取り組んできました。そのために、ガンについての情報はとめどなく増え続けています。今日の知見は明日になれば古くなる、といっても過言ではありません。そのような状況の中で書物を書くには、勇気もいるし、何よりも先見性が必要です。その先見性の案内役として、私は活性酸素をとることにしました。

我々は、自動車の排ガスから道路の粉塵に至るまで、数千種の発ガン物質があることを知っています。でも、それにしては現実のガン患者が少なすぎます。それはなぜか、という問題も解決されなければなりません。

私はかつて本シリーズ④『ガンは予防できる』の中で、発ガン2段階説を、単純な理論的見地だけから提唱しました。その根拠は、2回の突然変異が必要だという考え方にあります。ところで現在は、2段階説がほぼ定説になったようです。そのアウトラインは、私のものと同じです。

この発ガン2段階説では、それぞれの段階に名前がついています。第1段階は「イニシエーション」（引き金段階）、第2段階は「プロモーション」（あと押し段階）です。なお、イニシエーションを起こす物質を「イニシエーター」、プロモーションを起こす物質を「プロモーター」といいます。

イニシエーターといわれる物質にも、作用の強いものと弱いものがあります。強いものの例は、排ガスのベンツピレンやアフラトキシンあたりです。弱いものの例は、トリハロメタンや防腐剤のAF2などです。強いものは、弱いものの数万倍の発ガン作用をもっています。なお、アフラトキシンは、ピーナッツや米につく黄カビの毒で、トリハロメタンは、水道水に溶けていたメタンや臭素に塩素が作用して作った化合物です。放射線のイニシエーター効果は、活性酸素を発生することによります。

いわゆる発ガン物質は、2段階説でいえば、一つ残らずイニシエーターということになります。発ガン物質として今日までに確認されたものは、2000を超えます。その一部を、一応ここに列記しておきます。

ジメチルニトロソアミン・アフラトキシン・ベンツピレン・塩ビモノマー・過酸化脂質・アスベスト・サッカリン・フキノトウ・ワラビ・DDT・コーヒー・トリハロメタン・抗ガン剤……。

一方、イニシエーションを抑制する物質も、生体内にあります。その例として、「グルタチオン」が挙げられます。これは生理的物質で、アミノ酸3個の結合物ですが、これの血中濃度は加齢とともに低下します。ベンツピレンに対しては、グルクロン酸が有効とされます。ジメチルニトロソアミンは、魚体のアミンと、ハムなどの発色剤亜硝酸塩との化合物ですが、ビタミンCはこの生成を阻止します。

イニシエーターは、遺伝子DNAに障害を与えて、突然変異を起こします。もともと、DNAは遺伝情報の担い手で、その暗号を解読して、タンパク質が作られます。タンパク質の個性は、そのアミノ酸配列からくるものです。DNAは、アミノ酸配列の暗号テープのようなものです。それに異変が起きれば、目的のタンパク質が作れません。いわば、奇形のタンパク質ができあがります。

これが酵素タンパクの場合なら、多くは酵素機能がそこなわれます。その酵素は役に立たず、目的の代謝を行うことができません。それで、そのDNAをかかえこんだ細胞の機能は、合目的性を失ってしまいます。

そこで、イニシエーションとは、このような突然変異を起こす過程を指す言葉となります。

イニシエーションを起こす化学物質を「変異原性化学物質」と呼ぶのも、そういう理由からです。

ガンの予防を考える場合は、イニシエーションの阻止が第一の関門となります。イニシエーターの大立者は、活性酸素です。ということは、いわゆる発ガン物質とは、間接的に活性酸素を作る物質のことです。ですから、いわゆる発ガン物質を口に入れるより、目に見えない体内の活性酸素の方がこわいということです。そこで、ビタミンC・ビタミンE・カロチノイドなどが、ガン予防の第一線に登場することになります。

道路の粉塵には、最近まで車のブレーキライニングに使われていたアスベスト（石綿）が含まれています。これは石ですから、体内で反応を起こす変異原性化学物質ではありません。ただ、これが呼吸器に侵入すると、マクロファージなどが活性酸素を出してこれを攻撃します。石の粉がしぶといものですかち、攻撃が繰り返されます。そこに発生する活性酸素が除去しきれなくなり、DNAに傷害を与えて、イニシエーションとなるのです。また、アスベストの中でも発ガン性の強い「青石綿」には、大量の鉄が含まれていて、これが体内で活性酸素を発生させることが分かっています。

前にふれた通り、副腎皮質ホルモンや性ホルモンなどの「ステロイドホルモン」は、合成時にも分解時にも活性酸素を発生します。また、怒りのホルモンのノルアドレナリン、不安のホルモンのアドレナリン、快感のホルモンのドーパミンなどの「アミン型ホルモン」も、

突然変異の原因

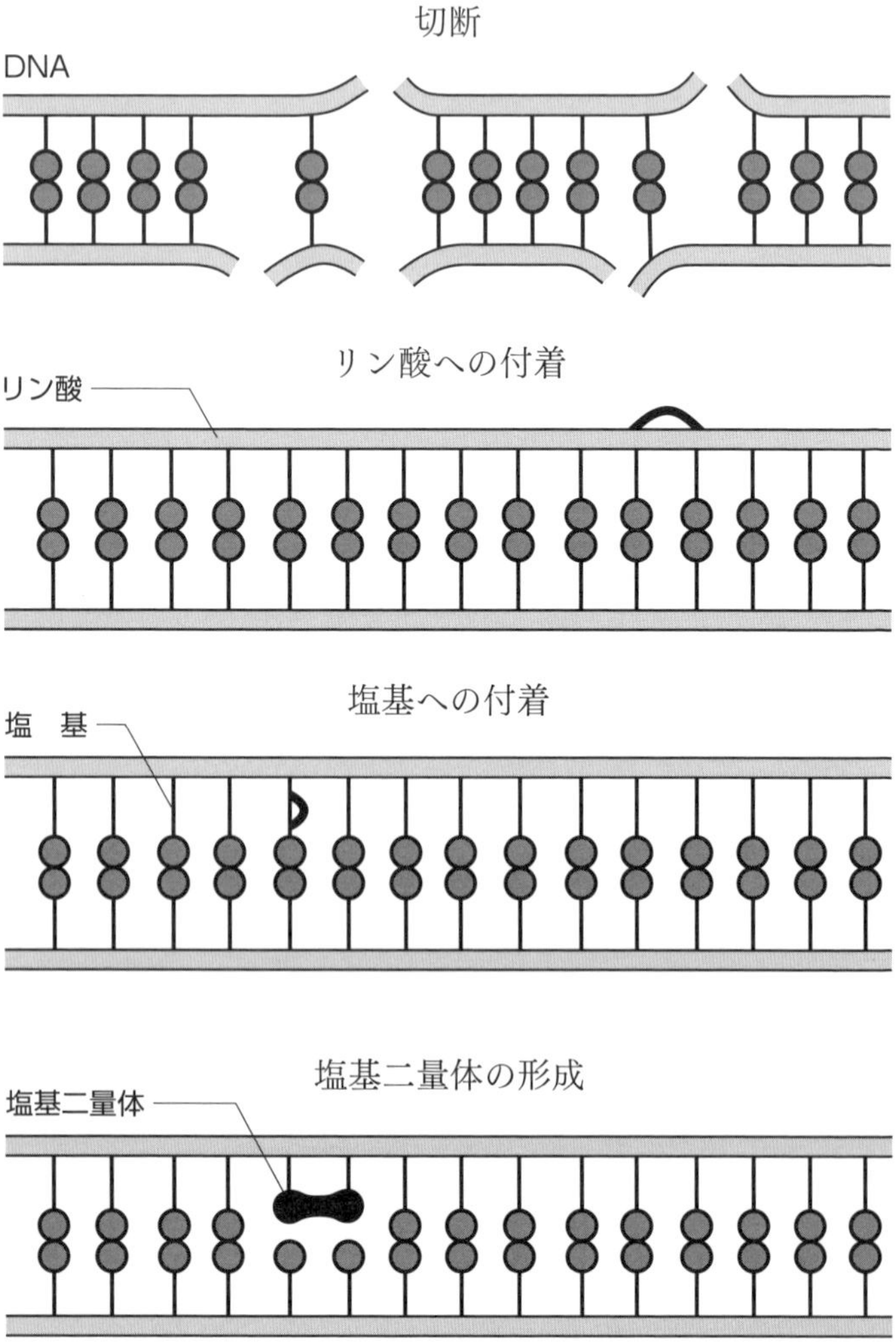

分解時には活性酸素を発生します。

しかもなお、エネルギー発生に伴っても、活性酸素の発生があるわけです。また、ウイルスや細菌の感染があれば、マクロファージや好中球からの活性酸素の発生が避けられないのです。

結局、あまり特別なことをしなくても、我々の身体は、たえず活性酸素につけねらわれているということです。それに対して、SOD・カタラーゼ・グルタチオンペルオキシダーゼなどの酵素が用意されているとはいえ、これらが十分に作られるためには、例のフィードバックビタミンが必要です。銅・亜鉛・鉄・セレン・マンガン・クロムなどのフィードバックミネラルも必要です。

それでもなお、除去用の酵素の手に余るほど、大量の活性酸素が発生する可能性がありす。それに対しては、さらに十分なビタミンCやビタミンEやカロチノイドなどの補給があって、初めて安心できる、と私は考えています。だからこそ、厚生省の言い分には賛成しかねるのです。

周知の事実でしょうが、日本には胃ガンが多く、アメリカではそれが少ないのです。雑誌『メディカル・トリビューン』によれば、アメリカで胃ガンが減ったのは、オートミールを多く食べるようになったときからだといいます。オートミールは、ほかの食品に比べて豊富なビタミンEを含んでいるため、と説明されています。

細胞のガン化

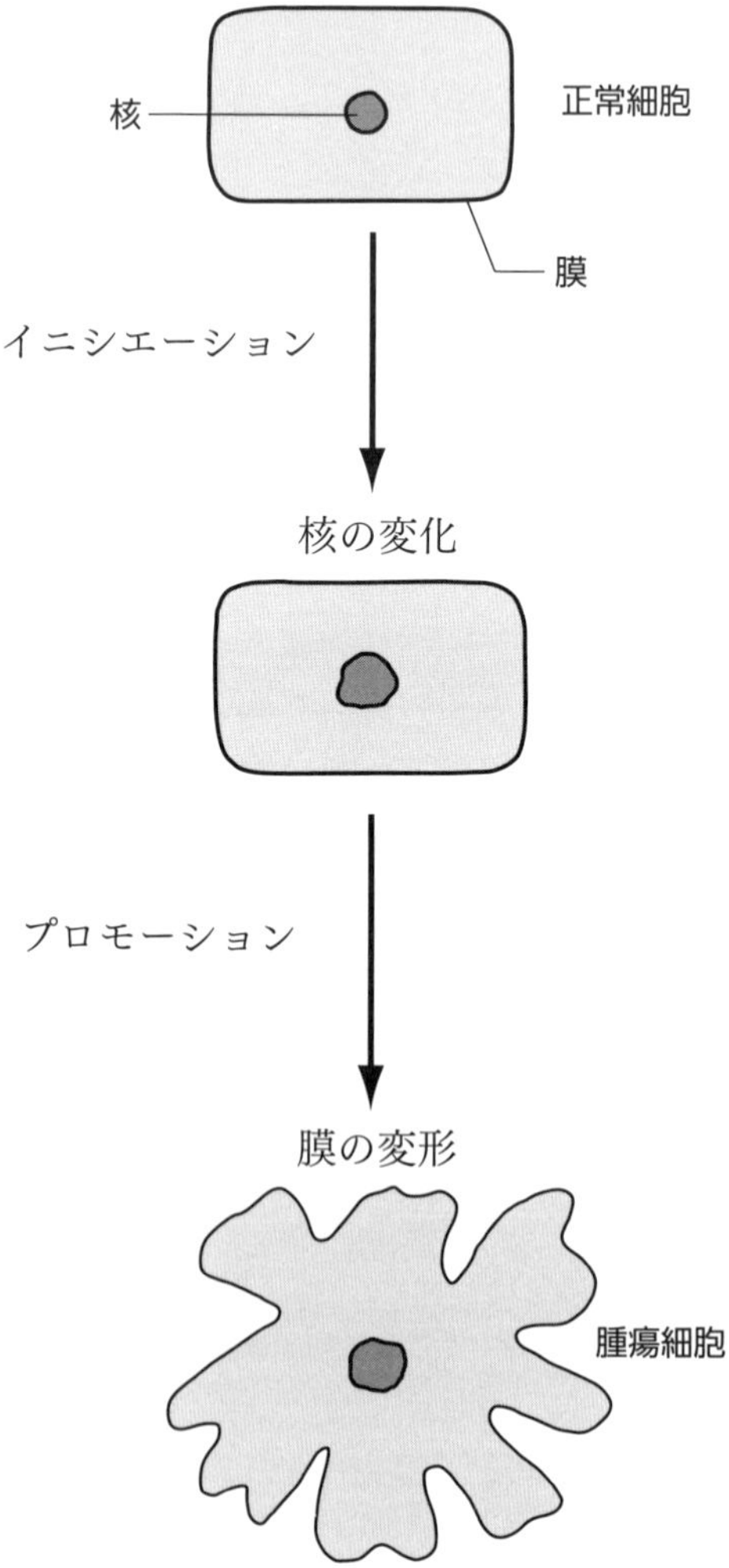
核
正常細胞
膜
イニシエーション
核の変化
プロモーション
膜の変形
腫瘍細胞

コーラと心疾患との関連といい、オートミールと胃ガンとの関連といい、日常の食生活に対する我々の関心を引くではありませんか。

安心立命の境地に達し、あまり運動もしない高僧などが、長寿を保つ例が知られています。活性酸素に注目すれば、このような奇跡も説明しやすいのです。

永田親義博士は、1本のたばこが、DNA分子を数千ヵ所で切断することを発見していま す。これも、活性酸素のしわざです。

実をいうと、DNAの傷害を修復する手段を、生体は用意しています。人類は、この修復機構がもっともよく発達した動物です。これも、人類の寿命が長いことの説明の一つとなっています。ガンになっては、長生きはむずかしいからです。

ところで、「ガン細胞」とはいったいどんなものなのでしょうか。発ガン2段階説をとれば、イニシエーションとプロモーションの二つの過程があって、初めてガン化が成立すると考えるわけですが……。

120ページの図に見るように、核内のDNAの突然変異だけでは、ガンができたとはいえません。ガン細胞の定義をみると「個体の制御を離れて自律的・独立的にふるまう細胞」ということになっています。

正常な細胞は、すべて合目的的な統制のとれた働きをして、個体の一員としての任務を果たしています。それを離脱して勝手なことを始めるので、ガン化は反目的的となるのです。

さて、第2段階の開始は、プロモーターの役割です。プロモーターの例は、ハズの木の実からとれるクロトン油、キク科の花のはちみつの成分、サッカリンなどです。脂肪の摂りすぎがガンの危険性を増すという話がありますが、それは、脂肪が大量に肝臓へ行くと、胆汁酸の生産量が増えると同時に、その成分が変化して、プロモーター作用をもつ胆汁酸が現れることによるのです。

東京大学の山極勝三郎教授は、ウサギの耳に、毎日タールを塗りました。すると、半年から1年ほどの間に、かならず発ガンするのをみました。これは1915年のことで、世界最初の発ガン実験です。その後、クロトン油を塗ると発ガンが早く、しかも確実になることが分かりました。ところが、クロトン油だけでは、いくら塗ってもガン化が起こらなかったのです。

クロトン油は食品中に含まれていないので、これは、日常生活では考えに入れなくてかまいません。けれども、たばこも吸わず、はちみつもサッカリンも敬遠し、脂肪を控えていればガンにならないかというと、そうはいきません。

「ガン遺伝子」が、生まれたときから体内にそなわっているからです。よく、頑健をほこる人がガンになって、こんなはずではなかったと意外に思う人がいますが、それはまったくあやしむに足りません。予防策をとらないでガンにならないのは、むしろ偶然の幸運にすぎないのです。

プロモーションの本質が、細胞膜のくずれであることは図の通りです。これは、膜の内張りのように縦横にはりめぐらされた、「骨格タンパク」の崩壊によって起こります。これがかご状に発達して、流動性に富む薄膜を支え、細胞膜の形を整えているのです。

また、正常細胞の表面には、網状に発達して細胞相互の位置を固定する、「接着タンパク」があります。プロモーションの段階では、これが消失します。それで、接着タンパクの消失と、骨格タンパクの崩壊とは、連動していると考えられます。

ガン細胞は、接着タンパクをもたないので、自由に動き出します。それは、血管壁を破って組織に侵入し、そこで増殖を始めることがあります。ガンの「転移」は、このようにして起こると考えられています。

ところで、人間の遺伝子は約5万[*1]とされていますが、そのうち20[*2]個以上のものがガン遺伝子です。けれども、ガン遺伝子は「調節遺伝子」におさえられているので、正常ならば活動しません。ところが、活性酸素などの攻撃を受けて調節遺伝子が突然変異を起こすと、抑制の外れたガン遺伝子が活動を始め、骨格タンパクをこわしにかかります。

結局、これがプロモーターになるわけです。骨格タンパクがこわれて、細胞膜の形がくずれると、細胞分裂のコントロールが外れて、「異常増殖」が始まります。

一方、骨格タンパクの崩壊時には、活性酸素の発生、プロスタグランディンE_2の生産が伴います。こういうものをおさえれば、プロモーションがスムーズに進行しなくなります。そこで、プロモーションをおさえる「アンチプロモーター」の存在がクローズアップされます。アンチプロモーターとしては、ビタミンA・ビタミンE・ビタミンC・ユビキノン・カロチノイド・セレンなどの活性酸素除去物質が、第一に挙げられます。プロスタグランディンE_2に対しては、これと拮抗するプロスタグランディンE_1が挙げられます。

そこで、牛乳・月見草油など、ガンマリノレン酸系統の脂肪酸が脚光をあびてきます。アスピリン・インドメタシン・ステロイド剤など、プロスタグランディンE_2の生成を阻害する物質は、すべてアンチプロモーターとなります。

水道水には、トリハロメタンという、弱いイニシエーターが含まれていますが、同時に、次亜塩素酸という、強いアンチプロモーターも含まれています。おもしろい関係です。

アンチプロモーターとして、もっとも手近にあるものは、ビタミンAです。これは、増殖因子を作る代謝を阻害する作用をもっています。牛乳やバターが、ビタミンAの供給源として、ここでさらに株を上げることになります。

先に記したことですが、少なくとも日本では、長寿者に共通な食品はカボチャです。長寿食品は、抗ガン食品を意味します。これは、カロチノイドの一種、ベータ・カロチンの供給源としての価値です。ベータ・カロチンは、一部は小腸壁でビタミンAに変化し、残りはそのまま血中に入ります。つまり、ベータ・カロチンは二手に分かれて、活性酸素の除去と、アンチプロモーターとしての働きと、両方を果たすわけです。

アメリカのガン学者トッターは、発ガンの問題は、活性酸素だけに的をしぼって説明できると言っています。それを理解していただくためには、イニシエーターについて、若干の説明を補足する必要がありそうです。

まず、イニシエーターと呼ばれる物質は、活性酸素や過酸化脂質を除けば、そのままで発ガン作用を現すことはありません。そのために、それは「前駆発ガン物質」と呼ばれます。それは、ある代謝によって「近接発ガン物質」に変わります。けれども、それにもまだ突然変異を起こす力はありません。近接発ガン物質は、さらに代謝を受けて「最終発ガン物質」となります。これが活性酸素を発生してＤＮＡに損傷を与え、イニシエーションを実現するのです。この最終発ガン物質を作る代謝には、例のチトクロームＰ４５０が登場するケースが多いのです。

モルモットに発ガン物質を投与すると、血中ビタミンＣの濃度が異常に下がります。これは、発ガン物質がストレッサーであることによります。ただしこのストレッサーは、生化学的なものです。生化学的なストレッサーといっても、ストレッサーであってみれば、副腎皮質ホルモンを誘導する点に変わりはありません。

そこで、チトクロームＰ４５０の出番がくるわけですが、この生成には、ビタミンＣ・ビタミンＥがなければなりません。この事実から、発ガン物質投与によるビタミンＣ血中濃度の低下が説明できることになります。

活性酸素が発ガンの主役であるとすれば、そしてまた、チトクロームＰ４５０がビタミンＣを要求するとすれば、ビタミンＣにガン予防の役割があることが分かります。

ゴスとリットマンの両人が、ビタミンＣ濃度が45ｐｐｍ以下の臓器にはガンが発生しやすく、それ以上の臓器のガンがまれであることを報告したのは、１９４８年とずいぶん古い話です。一方、副腎・眼球・卵巣など、ビタミンＣを集める臓器にガンが少ないことは、周知の事実です。

そこで、ビタミンＣの濃度を45ｐｐｍ以上にするには、ビタミンＣが全身に一様に分布すると仮定し、体重60キロの人の場合、2・7グラム以上あればよいことになります。言い換えれば、ビタミンＣにガン予防の片棒をかついでもらうためには、少なくともこの2倍程度、つまり超大量を摂らなければだめということです。

ポーリング博士が、ビタミンＣのガンに対する役割として強調する点は、それが結合組織のコラーゲン生成に寄与しているためです。一日量3グラムのビタミンＣを摂っていた人の乳房にしこりができたので、ビタミンＣを10グラムに増量したところ、2ヵ月ほどでしこりがなくなったという例を、私は知っています。

ところで、ビタミンＣについて、私は「突出」という言葉を使っています。活性酸素に対するビタミンＣの役割は、エネルギー発生、あるいは細菌やウイルスによって誘発されるスーパーオキサイドを除去して、過酸化水素に変える作業です。

この作業の主役はＳＯＤですから、苛酷な条件のない限り、ビタミンＣの協力が特になくても、スーパーオキサイドは順調に過酸化水素に変わります。そして、カタラーゼおよびグルタチオンペルオキシダーゼによって、ただの酸素と水とになってしまいます。

ところが、ある程度のビタミンＣがあると、過酸化水素の生成速度が速すぎ、カタラーゼなどの酵素が不足して、これがヒドロキシルラジカルに変貌するのを許してしまうことがあります。そこにもし、さらに十分なビタミンＥ・ビタミンＣなどがなかったら、この強力な活性酸素は猛威をふるうでしょう。これがビタミンＣの突出です。

１９８２年、ポーリング夫人がガンに倒れたのは、このビタミンＣの突出によると思われます。ビタミンＣ・ビタミンＥ・ビタミンB_2・カロチノイド・ユビキノンなどに活性酸素をまかせれば、ガン予防に成功する確率は90パーセントを超えるでしょう。これが、完成したガンに対しても高いレベルの有効性を示した例を、私はよく知っています。

元アメリカ大統領レーガンは、就任後、結腸ガンの手術を受け、その後も鼻に転移があってもへこたれないのは、メガビタミン主義のおかげだといわれます。彼の一日摂取量は、ビタミンＣが6〜12グラム、ビタミンＥが４００〜８００単位、ビタミンＡが３万７０００〜７万単位、セレンが０・４〜０・８ミリグラムと伝えられています。

ところで、ガンについての一つの問題として、なぜタールが、肺と皮膚だけにガンを作るかという問題があります。これは、石炭タール分子のレセプターが、肺と皮膚とだけにあるということでしょう。しかし、このような問題は、予防の見地からすれば、枝葉末節ということになります。

また、ガンについては、よく「早期発見」が必要だといわれますが、これは発ガンの2段階が完了したものの発見ですから、予防を意味しはしません。

なお、発ガン2段階説は、「良性腫瘍」にも適用されます。イニシエーションのレベルが、悪性（ガン）と良性とを分けるようです。

＊1　現在、約2万2000とされている。
＊2　現在、100種近くが発見されている。

19 コレステロールの善玉と悪玉

１９２８年、ソ連の病理学者アニチコフが、一つの動物実験を試みました。ウサギに、卵黄を混入した動物性食品を与えたのです。ウサギはもともと草食動物ですから、卵黄などは口に入れません。それを無理にやってみたら、血中コレステロール値が上がりました。そこで、動物性食品を食べるとコレステロールが増えるという説が生まれたのです。

コレステロールという名の脂質は、動物にはありますが、植物にはありません。ですから、ウサギの身体にはコレステロールがあるのですが、それは食品から摂るのではなく、１００パーセントが自家製なのです。そこへ、外からコレステロールが入ってくれば、血中コレステロール値が上がるのは当然です。ただし、ウサギと違って、ネズミのような雑食動物では、特別な条件がない限り、牛乳や卵を与えてもコレステロール値は上がりません。

動物になぜコレステロールがあるかというと、それはまず、細胞膜など生体系の成分としてです。また、性ホルモンや副腎皮質ホルモンなどのステロイドホルモンや、ビタミンDの材料としてです。ウサギでなくても、すべての動物は、主に肝臓でこれを作っています。体内で合成されるコレステロールの量は、必要量の60パーセント程度です。ですから、コレステロールを食物から摂れば、肝臓の負担が軽くなります。

体内のコレステロールは、単独で遊離した形でも存在しますが、脂肪酸と結合して「コレステロールエステル」になったものもあります。また、タンパク質と結合して「リポタンパク」になったものもあります。

コレステロールを含むリポタンパクには、比重の大きいものと小さいものがあります。前者を高比重脂タンパク「ＨＤＬ」といい、後者を低比重リポタンパク「ＬＤＬ」といいます。ＨＤＬとＬＤＬの組成を比較すると、前者にはリン脂質が多く、後者にはコレステロールが多いのです。コレステロールが血液に運ばれるときは、ＨＤＬまたはＬＤＬの形になるのが普通です。

もし、コレステロールを善玉・悪玉と呼ぶとすれば、善玉はＨＤＬ、悪玉はＬＤＬです。けれども、実をいうと、ＨＤＬを善玉とし、ＬＤＬを悪玉と決めつけるのは、必ずしも適切でありません。その理由は、次第に分かってきました。

これらは、両方とも、肝臓で作られます。ＨＤＬ分子の形は円板状ないし球状で、中心核はコレステロールエステルとリン脂質です。それを取り巻いて、タンパク質や遊離コレステロールがあります。このＨＤＬの役割は、血管壁の余分なコレステロールを引きはがして肝臓につれ戻したり、ＬＤＬが血管壁に付着するのを防いだりすることです。これに、善玉としての評価があってよいでしょう。

血管内膜の内皮細胞には、ＬＤＬのレセプター（受容体）が用意されています。それは、内膜がコレステロールを受け取るための装置です。多くの人のうちには、このＬＤＬのレセプターが、遺伝的に欠落していたり、不足していたりするケースがあります。

そういう人では、どうしても血中のＬＤＬが過剰になるので、「高コレステロール血症」になります。中性脂肪やコレステロールの過剰を、「高脂血症」といいます。

ＨＤＬに善玉コレステロールの面があるとすれば、これを増やす方法がないでしょうか。簡単なのは、ビタミンＥやパントテン酸の摂取です。スポーツにもこの効果はありますが、週１回のゴルフぐらいではだめで、ジョギングなら毎日３キロメートルほど走ることが必要だといいます。

酒はＨＤＬを増やすといわれますが、カロリーオーバーの食事のときは、それがかえって低下します。ＨＤＬの上昇を願う酒党は、カロリーを控えた上で、日本酒なら１合、ビールなら１本、ウイスキーならダブル１杯が適当だそうです。一般にオーバーカロリーになると、ＨＤＬが低下し、ＬＤＬが上昇する傾向があります。

逆に、ＬＤＬを減らしてＨＤＬを増やす方法があります。それは、ビタミンＣの働きです。血中コレステロールは、肝臓で胆汁酸になって十二指腸に捨てられるわけですが、この代謝にビタミンＣが関わっています。コレステロールは、ビタミンＣのおかげで胆汁酸に変わるのです。

ところが、このとき胆汁酸に変わるのは、悪玉コレステロールの方です。結局、ビタミン

Cを摂ると、LDLが減るので、HDLが優勢になり、総コレステロール値が下がります。

ところで、すべての細胞の膜にとって、コレステロールは必須の成分です。実は、これを供給する役目をおうのがLDLで、血管の内皮細胞にこれのレセプターがあるのは、そのためです。

このとき余分のコレステロールができると、HDLがそれを受け取って肝臓まで運びます。もしHDLの濃度が不足すると、コレステロールは取り残され、脂肪酸と結合してコレステロールエステルとなり、その場に沈着します。肝臓は、コレステロールを作りますが、戻ってきたコレステロールは胆汁酸にして捨てます。

LDLが過剰になると、血管壁が受け取るコレステロールの量が増え、結局はコレステロールの沈着となります。それが、LDLが悪玉視されるゆえんなのです。そういうわけで、HDLのある程度の高値、LDLのある程度の低値が望ましいことになります。

HDLの低値を招く原因としては、たばこ・中性脂肪過多・運動不足・降圧剤（サイアザイド系とベータ遮断剤）・ウイルス感染・甲状腺機能亢進、砂糖の過食、急激な減量などが挙げられます。

HDLの低値は、動脈の内皮細胞に損傷があると、動脈硬化の危険因子となります。それは、プロスタサイクリンの合成を抑制します。また、寄生虫や細菌の感染に対する抵抗力の低下を招き、発ガンを容易にするなどの問題が浮かび上がってきています。

善玉・悪玉コレステロールの増減因子

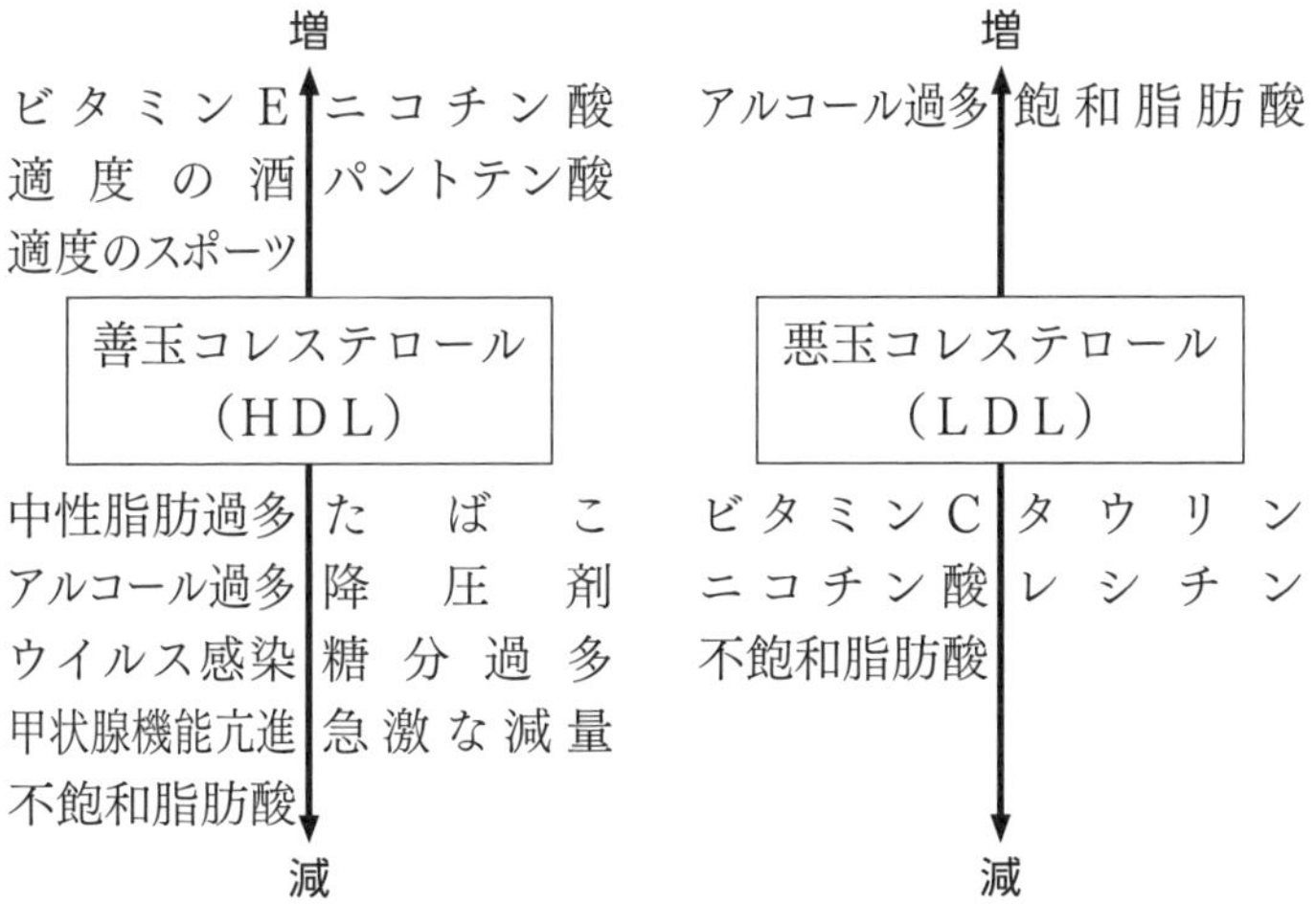

LDL値の上昇の原因としては、飽和脂肪酸の摂りすぎがあります。不飽和脂肪酸をたくさん摂ると、LDLもHDLも減少します。

HDL値が高いと、プロスタサイクリンを作る酵素が活性化されるので、血小板凝集が起こりにくいという報告もあります。

実は、ニコチン酸には、HDLの分解をおさえ、さらにLDLの合成をおさえる作用があります。メガビタミン主義者には、このようなところにも味方がいるのです。

さて、HDLコレステロールとLDLコレステロールのトータルを総コレステロールといいますが、この数値は250以下が望ましいのです。HDLを善玉と呼び、LDLを悪玉と呼ぶのは、総コレステロールが250以上の場合でなければ適切でないといわれます。この場合は、HDLが40以下、LDLが170以上になってはよくないのです。

HDLコレステロールが50以上だと心臓病にかかりにくく、80以上だと血管障害がほとんどないといわれます。

総コレステロール値は、200が理想だといいます。これより高値の人は、レシチンやタウリンなどにも手を出すのがよいでしょう。すでに紹介したことですが、アメリカでは、タウリンの供給源としてアワビのステーキが推奨されています。タウリンには、抗不整脈・血圧降下などの効果もあります。

なお、コレステロール値が低すぎると、血管の強度が不足して破れやすくなります。

20　血管と動脈硬化

動脈といえば、心臓から送り出された血液の通路です。動脈は全身の臓器へ行きますが、途中で次第に分岐して「毛細血管」となります。動脈血は毛細血管によって、全身の末梢まで栄養物質と酸素とを供給します。

毛細血管で用をすませた血液は、静脈に集められて心臓に戻ります。これが血液の循環です。動脈血は、酸素を含むために赤く、静脈血は、二酸化炭素を含むために青黒くなっています。

心臓は、周期的に拡張・収縮を繰り返して拍動する、筋肉製のポンプです。この筋肉を「心筋」といいます。心筋は、骨格筋と違って不随意筋でありながら、骨格筋と同じく「横紋筋」です。

心筋が収縮して血液を拍出するときには、大きな圧力が要求されます。圧力が低くては、血液の循環が不可能になるからです。「血圧」とは、動脈血の圧力のことです。それは収縮時に高く、拡張時に低くなります。血圧で問題になるのは、その上限と下限です。血圧の上限、つまり上の方の血圧が高すぎると、動脈硬化が疑われます。

動脈は毛細血管につながっているわけですから、出発点では太く、毛細血管に近づくにしたがって分岐し、細くなります。そこで、太い部分を「大動脈」といいます。これが分岐して次第に細くなると、「中動脈」とか「細動脈」とかの呼び名がつきます。

動脈と呼ばれる血管は、ゴム管のようなものだともいえますが、構造は複雑です。

「内膜」は、血液と直に接する部分で、一層の「内皮細胞」でおおわれています。これは、血液が運んできた、組織への配給物質を調節する役割をおっています。

内膜と中膜とをくぎるところに、「内弾性板」があります。これによって、内側の部分が内膜になるわけですが、内皮細胞と内弾性板にはさまった部分、つまり内膜の本体は、一定のものでなく、年齢によっても性別によっても違っています。それは、内皮細胞の分泌物である結合組織だけのこともあるし、分泌細胞をかかえていることもあります。冠動脈の内膜の場合は、男性のものが女性より厚く、その厚みも分泌細胞数も、加齢とともに増えるといいます。

内弾性板は、弾性繊維を主とする結合組織で、きわめて弾性にとんでおり、ところどころに物資配給のための穴が開いています。つまり、内弾性板は、動脈の生理的機能を保持しつつ、その強度と形態とを保障するものとなっています。

動脈は、多くの枝を出していますが、それは内弾性板の穴の部分で分岐することになります。したがって、幹と枝との間では、内弾性板が切れています。そのために、動脈の分岐部は、十分な力学的強度をもっていません。動脈の障害が特に分岐部に起こりやすい理由は、このようにして説明されます。

内膜の役割の一つは、血液を渋滞なく流すことにあるので、「ヘパリン」という潤滑液を分泌しています。これには、血液凝固を抑制する作用もあります。ヘパリンは「粘質多糖体」の一種で、その合成にはビタミンAが関与しています。ですから、ビタミンAが欠乏すると、血流が渋滞し、血液凝固の条件を準備することになります。

１３８ページの図で見ると、内膜は一層とはいえ、内皮細胞がびっしり並んで、何も通さないような感じです。しかし実際は、細胞と細胞の間にはかすかなすきまがあって、イオンや水溶性物質を通します。もし、そこに血圧を上げる「昇圧物質」がくると、内皮細胞が収縮してすきまが開き、コレステロール・中性脂肪・過酸化脂質などの侵入を許します。

中膜は、リング状に並ぶ平滑筋細胞でできています。この筋肉は、骨格筋と違って「不随意筋」です。中膜の筋肉は、交感神経によって収縮します。交感神経が興奮すれば、動脈が細くなって、血流を抑制するということになります。中膜の役割は、血管をしごいて血液を送ったり、血流量を調節したりすることです。

「自律神経系」という言葉を耳にすることが多いのですが、それは臓器の合目的的コントロールシステムの一環を担う神経で、交感神経と副交感神経とからできています。この二つの神経は互いに反対の作用をします。だからこそ、この二つのバランスが問題なのです。自律神経が失調すると、どの臓器も合目的的なバランスを失うことになります。

大動脈の構造

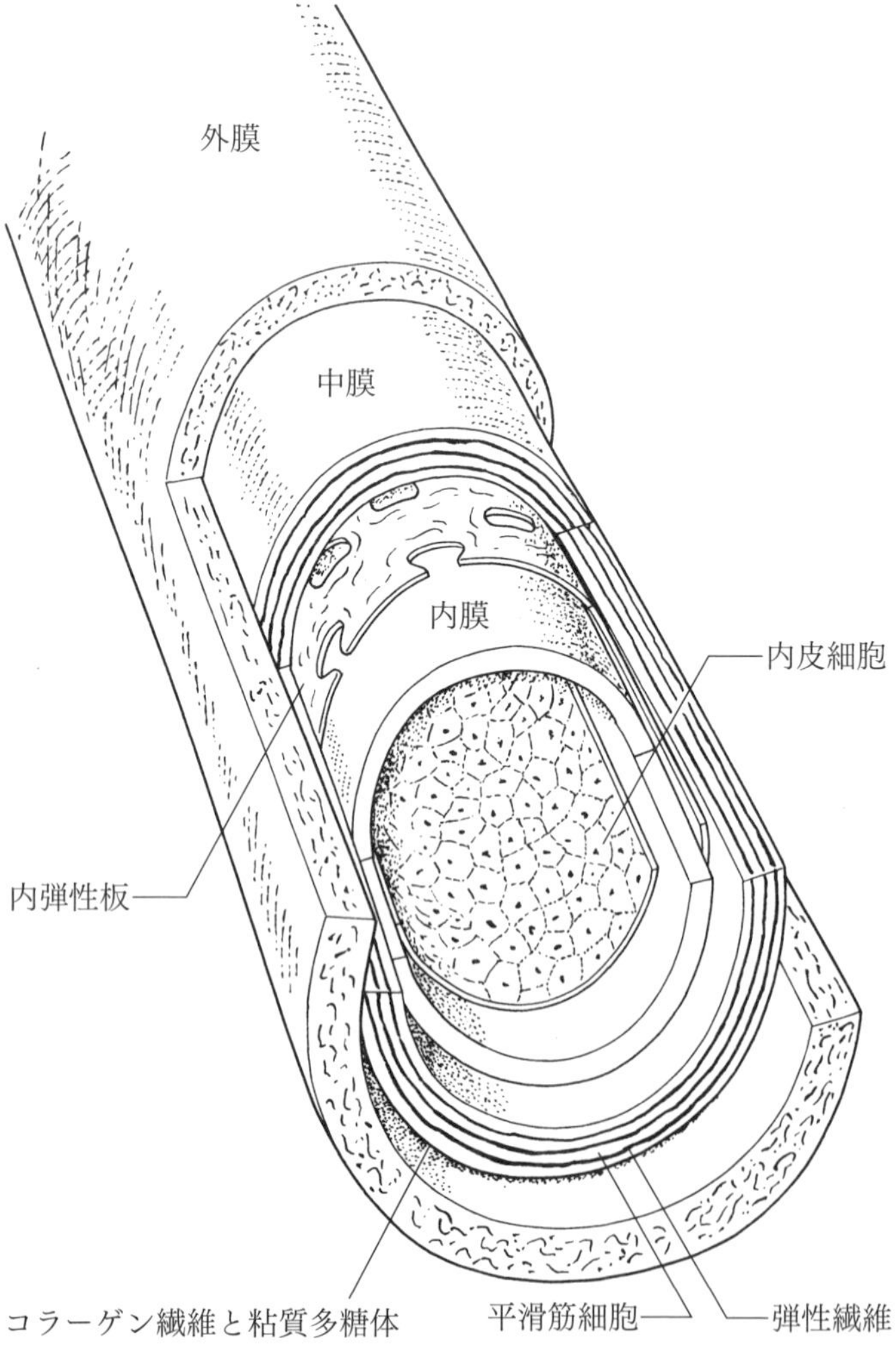

中膜の結合組織では、筋細胞ののり付けと、筋細胞壁を包み込むための機能が発達しています。

血管の適度な弾性を保障するものは、内膜でも中膜でもなく内弾性板です。これは結合組織からできていますが、その主な成分は「エラスチン」で、これが弾性の担い手です。また、強度の担い手はコラーゲンです。エラスチンもコラーゲンもタンパク質ですが、前者は球状タンパクで、後者は繊維状タンパクです。

エラスチンは、文字通りエラスチック（弾性に富む）です。おもちゃの紙のヘビがありますが、あれは球状の単位が鎖のようにつながったもので、引っぱれば楽に伸びます。その単位となる球にあたるのが、エラスチンの場合は球状タンパクです。

内皮細胞壁は、張力に対してごく弱いものです。平滑筋細胞も、十分に強くはありません。エラスチンは、引っぱればずるずる伸びます。これらのものだけでは、血圧によって生じる大きな力を受けとめることはできません。そこでコラーゲンが、血管の材料力学的強度の主な担い手ということになります。

ガス器具につなぐホースをみると、ゴム管の上に丈夫な織物がかぶせてあります。動脈の外膜は、この織物の部分に相当します。そして、その糸がコラーゲンです。血圧が異常に大きくなっても、コラーゲンが正常である限り、動脈は破れません。

動脈壁を作るコラーゲンとエラスチンの量は、全体ではほぼ等しいのですが、外膜にはエラスチンがありません。外膜は丈夫一方にできていて、弾性は内弾性板にまかせています。
動脈の構造は、太いものも細いものも原則的には違いませんが、毛細血管となると、だいぶ違います。それは、毛細血管には、その壁を通して、酸素と二酸化炭素、栄養素と不用物とを交換する役割があるからです。また、毛細血管の中の血液は圧力が低いので、強度も弾力も小さくてすみます。それで毛細血管は、内膜をむき出しにした構造になっています。

毛細血管の機能は、内皮細胞の間のすきまによって果たされています。

静脈血は圧力が低いので、それを通す血管は、動脈ほど頑丈ではありません。平滑筋は少なく、壁が薄くなっています。そのため、血液が流れてくると楽に膨らみ、血液が行ってしまえばしぼみます。

血液のスムーズな循環は、心臓の拍出力だけでは実現しません。そこで動脈では、中膜の平滑筋が血管をしごくように動いて、血液を先へ先へと送るようになっています。

また静脈では、骨格筋の力を借ります。手足の静脈には、逆流止めの弁がいくつもあるので、骨格筋が緊張すると、静脈血は先へ先へと送られます。これを「筋ポンプ」といいます。手足を動かすことは、血液循環を盛んにする方法になります。

数十年前に、西式健康法というのがありました。板の上に寝ると背骨がまっすぐになるとか、あおむけに寝て金魚のように身体をくねらせるのがよいとかいう式の健康法です。その中に、両手を上に上げて振る方法があります。指にちょっとけがをしたときなどに、これはよい方法です。筋ポンプによって、血流が促進されるからです。

さて、動脈も静脈も、そして毛細血管も、密度はいろいろですが、全身に分布しています。この中で硬化が問題になるのは、動脈だけです。動脈の硬化とは、どういうことでしょうか。

動脈の内膜には内皮細胞があり、中膜には平滑筋細胞があって、外膜は結合組織であり、内弾性板もあるのですから、その硬化にはいろいろなタイプがあるはずです。

テレビで見たことですが、ネズミの血管を切り出して、それを引っぱってみると、たちまちちぎれるケースもあり、2倍に伸ばしても何ともないケースもあります。すぐにちぎれる血管は弾力がないわけですが、これが硬化です。動脈硬化とは、動脈が丈夫になったのではなく、弾力を失って、かたく、もろくなったものです。

ゴム管は、古くなれば弾力がなくなり、もろくなります。手ざわりも、かたくなります。硬化した動脈は、このような古いゴム管に似ています。ここに血液を送るためには、心臓の拍出力を大きくしなければなりません。そこで、「高血圧」が必然ということになるのです。

心臓が拍出力を大きくするためには、心筋を強大にしなければなりません。そこで、「心臓肥大」が要求されるのです。

それでは、動脈硬化の機序（仕組み）について、考えてみましょう。

動脈壁が三層からできていることは、すでに述べた通りです。硬化は、内膜にも、中膜にも、外膜にも起こりますが、その状態は同じではありません。

内膜に起こる硬化を、「アテローム硬化」といいます。アテロームとは粥《かゆ》のことです。そこで、これを「粥状硬化」ともいいます。これは、大動脈・冠動脈・頸動脈・脳動脈・足の動脈など、内径1ミリメートル以上の動脈に起きます。血管の一部に、粥状の中身をもつこぶができるのです。そのため、動脈がそこで狭窄を起こし、血流を阻害することになります。

アテローム硬化が、どんなメカニズムで起こるかについて参考になるのは、1976年に発表された、ロスの「内皮細胞傷害説」です。この仮説に、活性酸素をむすびつけて考えることにしてみましょう。

内膜は血液にふれているわけですから、血中の成分に着目するのが順序です。血中には、ウイルスや細菌が侵入してくることがあります。これら病原体の側からすれば、血液に運ばれて人間の体内を循環するだけでは意味がありません。彼らの至上命令は、仲間を増やすことです。

そこで、血管の内膜に着床しなければならないわけですが、そのためには、内膜にそって流れる速度をゆるめる必要があります。ウイルスや細菌の運動の速度は、血流の速度で決まるので、血流がスローダウンするのを待てばよいことになります。それは、動脈がカーブするところと、分岐するところです。アテロームは、このような部位によくできます。

実は、脳の血管に限って「逆行分岐」があります。血流が逆行するような方向へ、枝分かれしているのです。動脈血は、一般に、心臓の拍動につれて周期的にその流速が変わります。

血管の分岐部に起こる硬化

血液の流れ

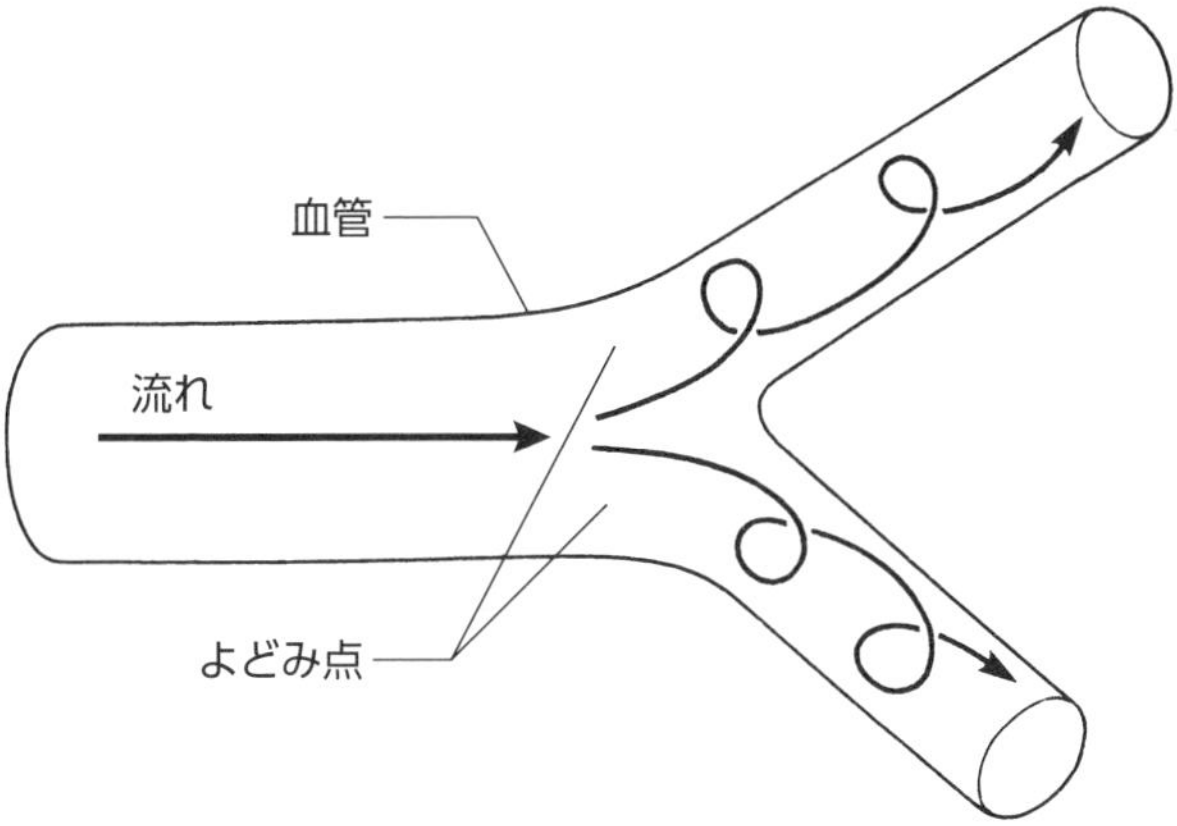

硬化の分布

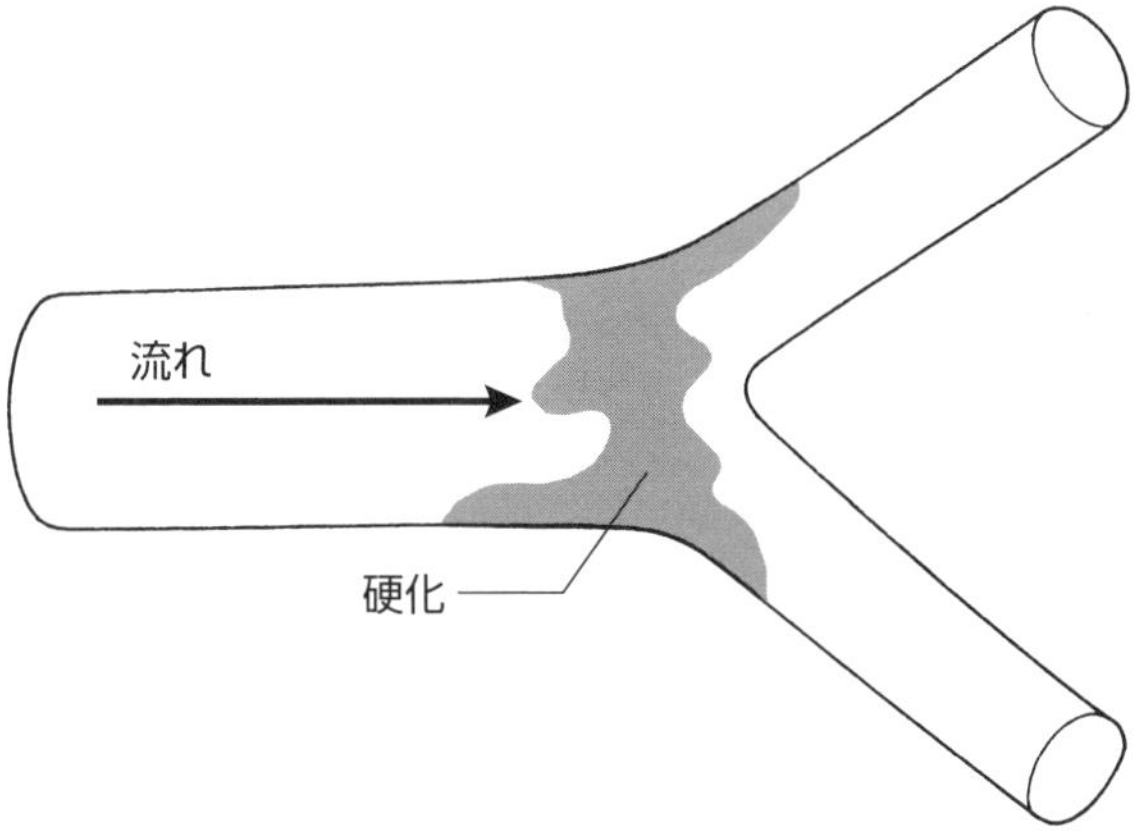

この変化をおさえて、ほぼ一様な流速をもたらす仕組みとして、逆行分岐があるといえるでしょう。

電子顕微鏡で見ると、この部位の内皮細胞に、噴火口のような穴が見つかることがあるといいます。そしてこれは、高血圧が持続した場合だそうです。この噴火口から細菌・ウイルス・過酸化脂質などが侵入すると、ラジカルの攻撃のために動脈壁が弱くなって、風船のように膨らんできます。分岐部には内弾性板がないためです。この「微小動脈瘤」が破れれば、脳出血となります。

さらに、この場合は、そこの内皮細胞が死んでいるので、プロスタサイクリンの生産もなく、そのために凝血が起きると、そのまま梗塞になりやすいのです。出血と梗塞とが、同じところに発生しうるのが、脳の血管の特徴です。

先にも述べましたが、血圧が高いときは、血中に「昇圧物質」が存在します。詳しい説明ははぶきますが、カテコールアミン・アンギオテンシンなどがそれです。この昇圧物質があると、内皮細胞が収縮します。そのために、細胞間のすきまが広がります。スピードダウンしたウイルスや細菌は、ここのすきまに着床すると考えられます。ただし、着床するためには、ヘパリンの不足が条件になるようです。また、ウイルスや細菌以外のものも引っかかるでしょうが、その中で問題になるのは、過酸化脂質です。

ウイルスや細菌が着床すると、たちまち好中球やマクロファージの攻撃を受けます。その

動脈硬化の三つの種類

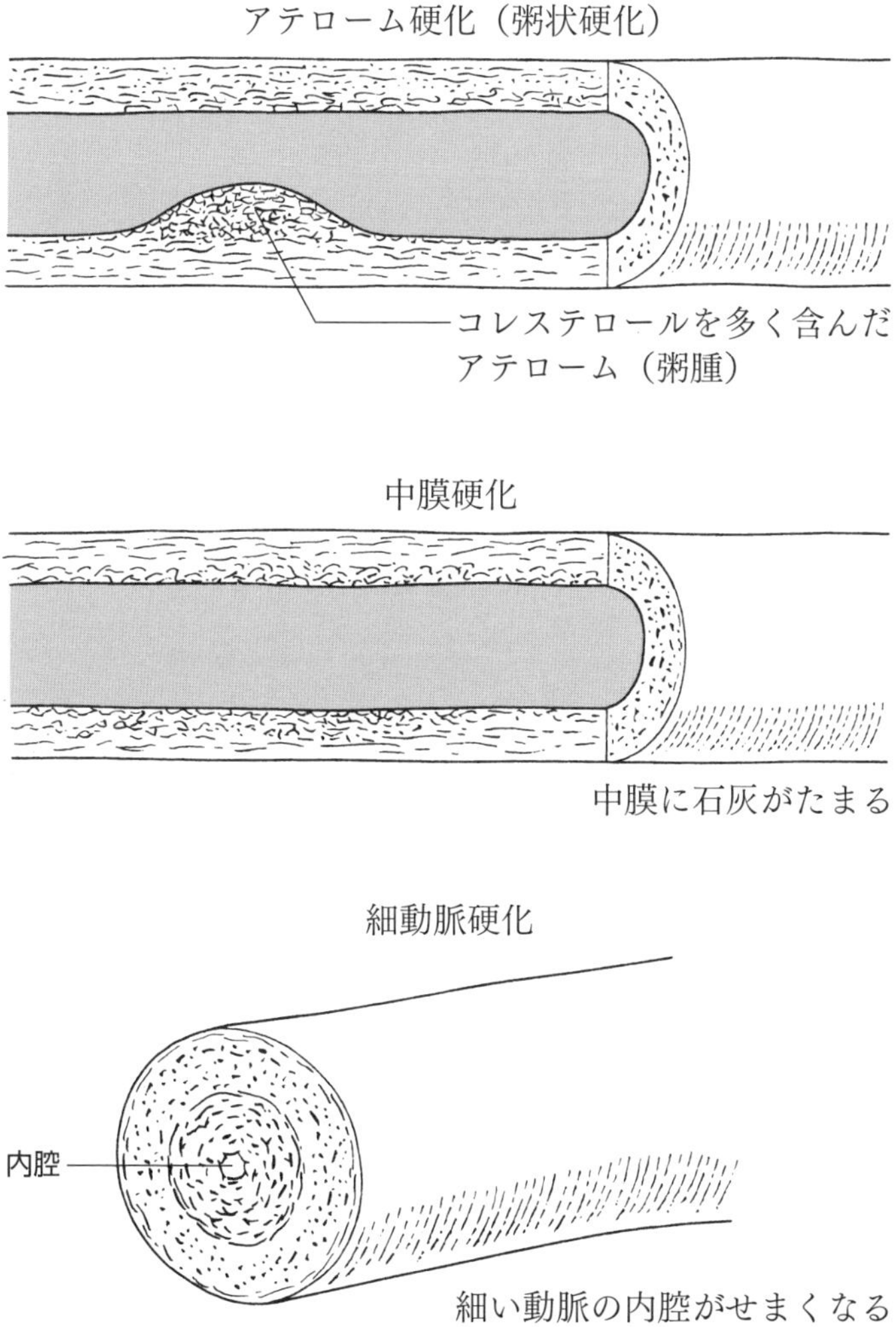
アテローム硬化（粥状硬化）
コレステロールを多く含んだ
アテローム（粥腫）
中膜硬化
中膜に石灰がたまる
細動脈硬化
内腔
細い動脈の内腔がせまくなる

武器は、活性酸素スーパーオキサイドです。これが内皮細胞の膜を破壊するため、内膜の本体がむき出しになり、コラーゲンが露出します。すると、血液がコラーゲンに直接ふれるようになります。

血液に運ばれてきた血小板が、コラーゲンに接触すると、トロンボキサンA_2を放出し、血小板凝集が始まります。血小板群はそこで形を変えて、内膜の損傷面をカバーします。血小板凝集を抑制するプロスタサイクリンは、内皮細胞が分泌する物質ですから、この細胞が破壊されては、血小板凝集が止まるわけがありません。

一方、活性酸素は、内皮細胞膜の不飽和脂肪酸を過酸化脂質に変えますが、この自動酸化は、野火のようにダメージを広げます。結局、内皮細胞のいくつかは、活性酸素のために死滅に追い込まれます。

内膜に着床するものが過酸化脂質だと、これは時限爆弾の小包のような危険物です。一見おとなしく見えますが、いつ割れるか分かりません。割れると、一重項酸素を出します。

これをまとめると、内皮細胞に傷害を与える犯人は、好中球やマクロファージが発生する活性酸素、または、過酸化脂質から発生する活性酸素となります。これらは、細胞膜に働いてラジカルを再生産します。それで、内皮細胞が死にます。内皮細胞が死ぬと、それまで血小板凝集を抑制していたプロスタサイクリンが作れなくなります。

一方、血小板はトロンボキサンA_2を分泌し、互いに集まってきて傷害部をおおいます。血小板はまた、「細胞増殖因子」を分泌するので、周辺の内皮細胞が増殖して、死んだ内皮細胞の下にもぐり込みます。これが完了すれば、死んだ組織がはがれ落ちます。そして、新しい内皮細胞が表面に出てきます。

ところが、この細胞増殖因子は、中膜の平滑筋細胞の増殖をもうながすために、それが新しい内皮細胞層の裏側に出てきて、こぶのように隆起させます。この増殖因子を分泌するものとして、血小板のほかにマクロファージもあるのですから、こぶの成長は予断を許さないほど盛んです。

ここで新生した内皮細胞は、以前のものと違って透過性が高く、悪玉コレステロールＬＤＬやコレステロールエステルが、どんどん侵入してきます。これを待ち受けて食べてしまうのが、マクロファージと平滑筋細胞です。それで、これらの細胞は、やがて脂質をたらふくつめこんで、いわゆる「泡沫細胞」に変身してしまいます。

原則として、マクロファージにも平滑筋細胞にも、ＬＤＬやコレステロールエステルを分解する能力が、大小の違いはあっても存在します。ですから、ここに脂質が蓄積するのは、処理能力を超えた量のものが侵入したことを物語ると考えられています。この泡沫細胞が、アテロームの特徴です。

泡沫細胞の環境にレシチンを加えると、コレステロールが外に出るという、おもしろい事実が発見されています。

泡沫化した細胞は、本来の機能を失っているので、やがて死滅し、その崩壊物が、コレステロールエステルなどの脂質にまじって、アテロームの中心部に堆積し続けることになります。なお、ここにはコレステロールの結晶が散在し、全体として粥状になっています。

アテロームが進行すると、結合組織がガラス状になり、脂質はますます蓄積し、エラスチンにカルシウムが結合して石灰化し、出血が始まります。潰瘍もひどくなって、いよいよ粥状隆起の名にふさわしい状態ができあがります。

このような事態になると、中膜にも影響が出てきます。これは、平滑筋細胞の増殖の形をとります。すると、平滑筋細胞の分泌するコラーゲンやエラスチンの量も増えるので、結局、中膜は肥厚してきます。ただし、そのとき平滑筋細胞自体は萎縮しています。そこにでたらめな繊維構造が発達して、さらにカルシウムや脂肪滴などが沈着してきます。こうして、中膜の本来の機能や構造が失われます。

このような中膜の硬化も、細い動脈にはみられません。大動脈・大腿動脈・股動脈・頸動脈・腕の動脈などにしか起きません。中膜の硬化を、老化現象とする考え方がないではありませんが……。

さて、動脈硬化は、内膜や中膜に起こるばかりではなく、外膜にも起きます。外膜の硬化が起こるのは細動脈で、脳と腎臓に起こりやすいとされています。高血圧の場合は、細動脈硬化の進行が早くなります。このときは、外膜が異常に厚くなっています。動脈硬化があると、血管の内腔が狭くなりますから、酸素の供給が不足がちになります。

脳動脈硬化には、頭痛・めまい・疲労感・睡眠障害・記憶力低下・集中力低下・情緒不安定などが現れる傾向があります。

腎臓に細動脈硬化があると、腎臓が萎縮してきます。尿を濃縮する働きが低下して夜間の排尿がひんぱんになります。腎臓は二つありますが、左右の腎臓では、大きさが違うばかりでなく、動脈硬化の度合も違うようです。

21 降圧剤の副作用

　私は医師ではありませんが、病気の相談をしにくる人がたくさんいます。そういう人たちは、医師にたよってばかりではいられなくなったのです。私は、血圧はどうかなどと、医師まがいの口はききませんが、むこうから、血圧は正常だなどと言い出します。それが、降圧剤を使ったためだと白状する場合が、めずらしくありません。血圧のコントロールは薬で、というのが現代の常識ですから、これも無理のない話なのですが。

　降圧剤を投与するとき、継続的に使用するようにという、医師のアドバイスがあることも常識のようです。私は、降圧剤の服用をすすめられたとき、それを断ったことがあります。ビタミンCを十分摂っていれば、血圧が２００やそこらで、血管が破れる心配はないからです。

　私が医師にすすめられたときも、医師は副作用の心配はないような口ぶりでしたが、これは一つの慣習なのでしょう。暗黙のうちに、相互に副作用を無視することに合意しているのでしょう。

　医師は、高血圧による血管障害の進行を止め、高血圧性合併症が起こらないようにすることを、至上命令とする立場をとります。その対症療法として、降圧剤の投与があります。副作用のあることを心得ていても、これは問題にしないのが建て前なのです。

すべての薬剤は、体内で分解される運命をもっていますが、解毒と呼ばれる「薬物代謝」そのものが、生理的負担となります。というのは、ここに働く酵素チトクロームＰ４５０が、代謝過程で活性酸素を発生するからです。一般に、薬剤は問題になる症状の改善においては合目的的であっても、トータルにみた生体の合目的性をそこなうのです。

高血圧症の患者は、余病をもっている場合がめずらしくありません。この余病が、降圧剤の常用からきている可能性は、小さくないといえるでしょう。

降圧剤として最初に与えられるものは、たいてい「利尿剤」です。これには、サイアザイド剤とフロセミド剤がありますが、前者の方が強いといわれます。サイアザイド剤が腎不全を招いて、死ぬことがあるといいます。

高血圧症患者が、糖尿病になるケースがあります。この半数は、サイアザイド剤が誘発した糖尿病だといわれます。この降圧剤をやめれば、血糖値が正常値に戻るケースがあるそうです。サイアザイド剤には、心筋梗塞を誘発することがあるともいわれます。

利尿剤は、腎臓に働きかけるわけですが、腎機能を低下させるケースがあります。腎不全には至らなくても、痛風を起こす例があります。

私の義兄は医師でしたが、早くから降圧剤を常用していました。そして、痛風を病み、腎臓ガンから肺ガンを起こして亡くなりました。ガンはともかく、痛風は明らかに降圧剤の副作用と考えられます。痛風は、腎機能低下による病気だからです。

降圧剤は、種類がなかなか多く、中には「アルカロイド剤」もあります。レセルピンがその例です。

アルカロイド剤の副作用としては、鬱病があります。うっかりしていると、自殺などという事件になるといいます。これを連用して、胃潰瘍を起こすことがあります。胃が重苦しくなったら、一考を要するでしょう。

降圧剤の一つに、「ベータ遮断剤」があります。腎臓には、交感神経の伝達を受け取るレセプターが、アルファ・ベータの2種類ありますが、このベータレセプターを遮断するのが、ベータ遮断剤です。この遮断によって、血圧が下がるのです。

患者に気管支炎があるときは、これの投与を続けていると、呼吸困難におちいります。肺炎を起こして、死ぬケースもあるといいます。風邪で咳が出るときなどには、これを使ってはならないとされています。

降圧剤には、「交感神経遮断剤」もあります。これの副作用は、性機能低下です。そういうことになっても、薬の副作用だと思わない人が多いのですが、臨床例は意外に多いそうです。

降圧剤としては、「血管拡張剤」も用いられます。これは、狭心症や心筋梗塞を誘発するおそれがあるといいます。この副作用を避けるためには、その量を減らし、利尿剤やベータ遮断剤・交感神経遮断剤を併用するのがよいといわれています。

「カルシウム拮抗剤」にも、降圧作用があります。これは、血圧を下げすぎる傾向があります。一般に、降圧剤による血圧の下げすぎは、腎機能の低下した人や老人にとって危険です。脳動脈や冠動脈に硬化のある患者だと、脳梗塞や心筋梗塞を起こしやすいのです。両者が、同時に発症する例さえあるといいます。

医師のすすめる薬で、まさかガンは起きないだろうと思うのは当然でしょう。ところが、動物実験ではありますが、降圧剤ヒドララジンには、発ガン作用のあることが報告されています。降圧剤は、副作用の心配なしに使用できると思われがちですが、実際にはそんなことはありません。

慢性関節リウマチ・全身性エリテマトーデスなどの、やっかいな「自己免疫病」の原因が何であるかは、重大な問題です。これについても、抗生物質をはじめとして、降圧剤が疑わしいとされています。

降圧剤をもらうときには、その薬の名前や系統を尋ねるべきでしょう。長期の使用を余儀なくされるのですから、情報をなるべくたくさんほしいのが人情です。医師は患者の質問を喜ばない場合が多いのですが、これは、憲法の保障する「知る権利」の行使ですから、遠慮することはありません。

医師にしつこく言われるものだから、降圧剤をもらってはきても、飲んだり飲まなかったりという、忠実でない患者は少なくありません。ことに、若い人にはこの傾向があります。しかし、厚生省の循環器疾患基礎調査によれば、降圧剤を毎日きちんと服用しても血圧の下がらない人が、60パーセントもいるといいます。

慢性関節リウマチ・全身性エリテマトーデスなどの自己免疫病の原因として、降圧剤や抗生物質の連用があるとすれば、これらの病気は、私のいう蓄積病のカテゴリーに入りそうです。

一方、このような慢性病には活性酸素が関わっていることも、今日では常識になってきています。薬剤の連用からくる、活性酸素の持続的な発生に問題があるといえます。どんな薬剤でも、それを連用するときには、まず活性酸素対策を考えるべきです。有効な活性酸素除去剤が、症状の軽減に役立つことも知られてきています。

〈解説〉

降圧剤を服用する人は、増えたといわれています。その背景には、適正な血圧値の判定基準の変更がありました。正常血圧（収縮期血圧130未満、拡張期85未満）の下に、さらに至適血圧（収縮期120未満、拡張期80未満）を設け、年齢に関わりなく、それを目標値にしようというものでした（2014年4月、日本高血圧学会による基準値の改訂あり）。

このような数値が示されれば、降圧剤を処方する医師が増えるのは当然でしょう。

1999年に行われた厚生労働省による調査によれば、60歳代では男女ともに約3割の人が、そして70歳代になると、男性の約4割、女性では実に5割に近い人が、降圧剤の投与を受けているといいます。

いろいろある降圧剤のうち、以前は「利尿剤」が第一選択薬でしたが、近ごろは「カルシウム拮抗剤」や「ACE阻害剤（アンギオテンシン変換酵素阻害薬）」、「アンギオテンシン受容体拮抗薬」などが、それに変わっています。

カルシウム拮抗剤は、血管の平滑筋細胞へのカルシウムの流入を防いで、その収縮を止める働きをするのですが、頭痛や動悸、便秘、頻尿などの副作用があります。

ACE阻害剤は、血圧上昇物質であるアンギオテンシンの合成を妨げ、受容体と結合して作用するのをはばむのが、アンギオテンシン受容体拮抗剤です。前者の副作用には、咳や発疹、頭痛、味覚異常から呼吸困難や狭心症などの心筋障害や腎臓障害など。そして後者では、不眠や倦怠感、胃潰瘍のほか劇症の肝炎や腎不全などと、いずれも重大な症状を引き起こす可能性が知られています。

投薬にあたっては、少量から始めるとか、副作用を避けながら効果を得る方法として数種類の薬を併用するなどの工夫がされているというのですが、本文に述べられているように、服用にあたっては、まず情報を得る努力を惜しまないことが必要でしょう。

薬の効果や副作用には、個体差があります。同じ量の薬を摂取しても、血中濃度は同じにはなりません。吸収されて血中に入った薬が、肝臓の薬物代謝酵素につかまってしまうと、効果を上げるだけの血中濃度になりません。これを初回通過効果といいます。薬物代謝の能力をオーバーするほどの薬物が投与されれば、血中に長く存在して、思わぬ副作用につながりかねません。いくつもの薬剤を服用しているケースでは、薬物間の相互作用が生じることがあるといいます。

薬物代謝酵素の活性には、生まれつきの違いがあるので、血中濃度のレベルがいろいろになるのですが、さらに加齢とともに初回通過効果が低下します。

降圧剤に限らず、薬剤の服用が多くなりがちな高齢者では、リスクが大きいといえるでしょう。

22 高血圧の栄養学

ハワイには、白人も多いのですが、日系人もたくさんいます。どちらも同じ土地に住んでいるのに、高血圧の患者をみると、日系人に圧倒的に多いのです。これに目をつけたのが、ハワイ大学のヒルカー教授でした。

教授は、動物実験を計画し、同種のネズミを2群に分けて、洋食を与えるA組と、和食を与えるB組とを作りました。結果は予想の通り、B組に高血圧が現れました。和食の特徴を食塩の摂りすぎにあると思っていた教授は、和食を減塩食にしてみました。ところが、今度は予想に反して、少数とはいえ、それでもB組に高血圧ネズミが出ました。そこで、日本式の食事が高血圧患者を作るのは、食塩の摂りすぎのせいというよりも、低タンパク食のせいだろう、というのが教授の結論です。教授はまた、低タンパク・高塩食を続けると、腎臓の機能が落ちて、高血圧を起こすことも発見しました。

先に紹介した、ネズミの血管を引っぱってみせるテレビの実験で、すぐにちぎれる方の血管は、低タンパク食を与えられた場合のものでした。そして、なかなかちぎれない方の血管は、高タンパク食を与えられた場合のものでした。

子ネズミを低タンパク食で飼育すると、半数は腎出血で死にます。そして、残りの半数は高血圧になることを確かめた実験があります。よく、原因不明の高血圧に対して、「本態性高血圧」という呼び名をつけますが、それは、幼時期に低タンパク食を与えたためではないか、と考える人がいます。これは、動物実験からの判断です。

ところで、血圧を測ったとき、高血圧という診断をするときの基準はどうかというと、以前は、年齢に90を加えた数値を超えるものを高血圧としていました。しかし、現在（1991年当時）WHO（世界保健機関）では、上が160以上、または下が95以上を高血圧、上が139以下、下が89以下を正常、そしてその中間を境界域と定めています。

こわい医師の顔を見るとか、急に寒いところに出たとか、激しい運動をしたとか、特別な条件があると、正常血圧の人でも、200を超すようなことがめずらしくありません。けれども、そのために血管がどうにかなる心配はないのです。

私ごとで恐縮ですが、私はここ何年間も、血圧を測ったことがありません。健康管理を、医師にまかせるつもりがないのです。私は重症糖尿病患者なので、WHOの基準にてらした場合、正常血圧の持ち主でないことは確かです。

ヒルカー教授の実験は、高血圧を予防するために必要な、食生活上の心得を示すものといえます。そしてそれはまた、高血圧を改善する条件を示唆するものとなっています。「高血圧」といえば、反射的に「食塩の制限」と思うのが、今日の常識のようです。これに対して元東北大学教授小柳達男博士は、ビタミンB_2・パントテン酸・コリンなどのビタミンB群が、ナトリウムの排出を促進すると報告しています。

近年、遺伝的な高血圧素因の存在が知られるようになりました。それをもつ人は、10パーセントほどしかいないといわれますが、これがあれば、食塩の摂取には注意が必要です。

細胞の特性として、その内部にはカリウム、外部にはナトリウムを保持するのが正常です。ところが、高血圧素因があると、ナトリウムが内部に入りやすく、カリウムが外部に出やすいのです。

ただ、細胞膜には「ナトリウムポンプ」という装置があって、ナトリウムを外にくみ出し、カリウムを内にくみ込むので、細胞の状態は正常に保たれます。このポンプの機能が落ちると、細胞内のナトリウムが増えて、高血圧を起こすのです。ちなみに高血圧素因のある人でも、若いうちは、一日25グラムの食塩を摂っても差し支えないという報告があります。

血中の食塩濃度が高くなると、脳は、腎臓に向かってナトリウム利尿ホルモンを送ります。これは腎臓の糸球体のナトリウムポンプを止めて、ナトリウムの排出をはかります。ところがそれは、動脈壁の細胞のナトリウムポンプもストップさせてしまいます。

平滑筋細胞にナトリウムがたまると、それが収縮しやすくなるばかりでなく、増殖を始めます。そして、ナトリウムが水を呼び込むために、細胞が水で膨れます。結局、動脈壁は肥厚し、しかも平滑筋が収縮傾向にあるために、血圧が上昇するのです。これが、高血圧素因の正体です。

私個人についていえば、食塩の摂取量を、まったく考慮したことがありません。それは、ビタミンB群を超大量に摂取しているからですし、さらにまた、私が高血圧素因をもたないからです。

すでに知られていることですが、高血圧対策は、動脈硬化対策と一脈通じています。動脈硬化があれば高血圧を生じ、高血圧があれば動脈硬化を進行させるからです。

そこで、動脈硬化予防のための、栄養条件をまとめることにしましょう。それが、動脈硬化治療のための条件に一致するとはいえないまでも、それを示唆するものだということは、すでに述べた通りです。

動脈硬化に、素因的なものと老化的なものとの2種あることが分かってみれば、動脈硬化対策を一本化する試みは、不合理といわざるを得ません。そこでここでは、アテローム硬化対策と中小動脈硬化対策とを別々に考えた上で、両者をまとめることにしましょう。

アテローム硬化の引き金を引くのが、ウイルスや細菌や過酸化脂質であるとすると、まず、その対策が取り上げられなければなりません。

ウイルスに対しては「インターフェロン」が有効ですが、これは糖タンパクですから、その合成にはビタミンCが関与します。それで、高タンパク食プラス　ビタミンCが、ウイルス対策となります。

ウイルスや細胞に対する生体防衛機構としては、好中球・マクロファージなどの白血球の仲間があります。それの活性化のためには、ビタミンCが必要です。抗体も作らなければなりませんが、これはタンパク質です。すると、ここにも高タンパク食プラスビタミンCという図式が出てきます。

　過酸化脂質となると、これは口から入るものもあり、体内で作られるものもあります。過酸化脂質を含む食品のリストは、すでに示してあるので、ここには再録しませんが、そのような食品を敬遠する習慣をつけるのが賢明です。これら外因性のものにせよ、内因性のものにせよ、体内にはそれを処理する酵素があることを、再確認していただきたいのです。それは、セレン酵素「グルタチオンペルオキシダーゼ」です。

　アテローム硬化の主犯は活性酸素であり、体内で過酸化脂質を作るのも活性酸素だとすると、その対策が最大の眼目でなければなりません。そこで、ビタミンC・ビタミンE・カロチノイド・ユビキノン・グルタチオンペルオキシダーゼなどに着目することになります。

　このほかにも、内皮細胞を保護して血流をスムーズにする、粘質多糖体ヘパリンのための、ビタミンAを軽くみることは許されないでしょう。

　ここに挙げた栄養素を十分に摂ることによって、アテローム硬化が改善されたとすれば、それは治療ではなく、自然治癒ということになります。

　ところで、「間欠性跛行症《かんけつせいはこうしょう》」という病気があります。歩行中に、大腿部の痛みやひきつけ、しびれなどの感覚がだんだんひどくなって歩けなくなりますが、しばらく休んでいると、また歩けるようになるのが、この病気の特徴です。これは、腹部大動脈にアテローム硬化が起きたために、足への血行が悪くなった結果です。

この間欠性跛行症に対しては、ビタミンEの投与が有効とされています。これは、アテローム硬化に対して、ビタミンEが、可逆的に、つまり血管を修復する方向に働くことを示唆しています。

アテロームには、コレステロールの結晶や、平滑筋繊維などの異物がつまっています。これの清掃にマクロファージがあたるとすると、活性酸素が出てきて事態を悪化させることになります。そこで、ビタミンEの活性酸素除去作用がものをいうことになります。マクロファージの活性化のために、ビタミンCが必要であることを考えると、アテローム対策は、ビタミンE・ビタミンCということになります。もちろん、カロチノイドも、グルタチオンペルオキシダーゼも、ポリフェノールも、フラボノイドも、働いてくれるに違いありません。

これは、すでにできてしまったアテロームをどうするかという話ですが、むろん、アテローム予防の話でもあるのです。

中膜や外膜の硬化は、アテローム硬化と違って、加齢に伴う自己運動とされています。これは、当然、高血圧をもたらすはずですが、高タンパク食を中心とする食生活の改善によって、高血圧が正常化した例は、私からすれば枚挙にいとまがありません。

外膜の主な構成成分は、コラーゲンと粘質多糖体なので、硬化を起こす可能性の大きいのはコラーゲンです。一般に、細胞が死ぬと、周りで生き残った細胞がコラーゲンを分泌して、そのあとをうめます。そのコラーゲン繊維が、隣接するコラーゲン繊維との間の架橋結合によって網目構造を作ります。

ところが、中高年になってから新生したコラーゲンを架橋する物質は、異質なものであり、またそれが異常に多くなります。これは、コラーゲンの老化現象で、その組織が、なめし皮に近い状態になり、弾力を失い、かたくなります。

このように、外膜硬化のきっかけは細胞の死であり、その死因は活性酸素や各種のラジカルの攻撃ですから、結局、ここには予防の道があるということになります。

内弾性板では、コラーゲンがエラスチンより少ないとはいえ、活性酸素などの攻撃を受けてコラーゲンが硬化する現象は、外膜同様に起こると考えられます。ですから、内弾性板にも、硬化があるに違いありません。

アテロームはともかく、中膜や外膜、あるいは内弾性板に硬化が起きてしまったとき、これを可逆的なものとして退縮をはかる医学者はいないでしょうが、私たちが、それを射程内においていることは、ここまで読んだ人には、お分かりいただけるはずです。

中膜の硬化は、カルシウムの沈着にもよるのですが、これに対する私の考えを述べることは、しばらく保留させていただきます。ただ、高タンパク食や、レシチンの摂取が有利であろう、とだけ言っておきましょう。

実をいうと、アテローム硬化の退縮については、臨床医の報告がないではありません。それは、コレステロールや中性脂肪の摂取を控えた上で、血圧やコレステロールの低下剤を投与し、かつ適度な運動をすすめるという方法です。

分子栄養学では、食生活について、このような消極策をとりません。コレステロールに対しては、ビタミンC・ビタミンE・ニコチン酸・パントテン酸などに目を向け、中性脂肪に対しては、レシチンによる乳化を考える、というような態度をとります。食べたいものは食べ、その代わりに栄養素の補完を心がけるということです。レシチンには、筋肉の変性を防ぐ作用もある、と私は考えています。

先に述べた通り、ネズミの実験によれば、発育期に低タンパク食を与えると、半数は腎臓の出血で死にます。そして、生き残りは「本態性高血圧」になります。もちろん、本態性高血圧は、高血圧素因とむすびつけて考える必要があります。

私の経験によれば、高タンパク食にフィードバックビタミン、フィードバックミネラルを加えることによって、降圧剤を離脱できた例もあります。

〈追記〉

高血圧症は「多因子病」といわれます。それは病因が一つではなく、いろいろの因子が重なりあって発症するというもので、多くの遺伝子の組み合わせに、環境因子が加わっています。

環境因子といえば、まず「食塩」を思い浮かべられるでしょう。しかし食塩と血圧の関係は、遺伝子の問題であることが分かりました。高血圧の原因遺伝子は、現在20種以上がリストアップされています。その中には、アンギオテンシノーゲン（アンギオテンシンの前駆体）やそのレセプター、インシュリンレセプター、プロスタサイクリン合成酵素などがあり、降圧剤の開発にむすびつきました。

アンギオテンシンは、体内に水と食塩を貯留し、脱水を防ぐ役割をするホルモンですが、その働きが過剰になると、高血圧の原因になるのです。アンギオテンシンは、アンギオテンシン変換酵素によって、アンギオテンシノーゲンから作られます。アンギオテンシノーゲンやその変換酵素を作らせる遺伝子に生じた少しの違い（多型）が、その活性を左右します。

もともと人類の祖先である類人猿は、熱帯雨林に住んで、食料は果実、葉、樹皮、昆虫など、ナトリウムは多くありません。そこで体内にナトリウムを蓄える仕組みをもつことになりました。世界各地に広がっていった人類は、食性も異なり、それに適応した遺伝子変異をもつものが有利になりました。白人と日本人と黒人とでは、食塩による血圧上昇の起こりやすい遺伝子をもつ割合が異なっていることが分かっています。

23　心筋梗塞・狭心症を考える

死に至る成人病のトップがガン、次が心不全、第3位が脳卒中という順位は、いわゆる欧米型で、日本もその仲間入りをしたことは、ご存じのことと思います。この中で、突然死だけをみれば、心不全がトップにきます。この意味で、心臓病はこわいのです。

素人が、心臓が悪いのではないかと感じる手がかりの第一は、「不整脈」でしょう。これは、脈拍のリズムの乱れを意味しています。不整脈が心配になって医者へ行くと、「心電図」をとられます。

一般に、筋肉は、収縮すると電気を発生します。心筋も例外ではなく、心臓の拍動に伴って発生した電気は、一定のリズムで全身に広がります。これを手足や胸などの皮膚でつかまえて、電圧の変化をグラフにしたものが、心電図です。それには、心房の興奮を示す波、心室内を興奮が伝わる過程を示す波、心室の興奮がおさまる過程を示す波が表されます。医師は、心電図から、心筋梗塞や狭心症などの診断を下します。

ところで、不整脈があっても、心電図に異常が現れるとは限りません。不整脈は、心臓が特に悪くなくても、心筋のエネルギー不足によって起きるからです。

その心筋のエネルギーは、ミトコンドリアの中の、クレブスサイクルと電子伝達系とによって作られます。この電子伝達系のかなめにがんばっているのが、ユビキノンです。ユビキノンが不足すると、不整脈となります。ですから、ユビキノンはビタミンなのにもかかわらず、不整脈の薬として使われます。

さて、心臓は、３本の太い動脈を、冠をかぶったような形にいただいています。心筋は、この「冠動脈」を流れる血液から、酸素や栄養物質の供給を受けています。もし、冠動脈に狭窄があって、心筋の負荷が大きいと、虚血にみまわれる可能性があります。心臓が肥大していると、酸素の要求量が多いので、条件がさらに悪くなります。

狭窄のために、冠動脈内腔の９割程度がふさがっているようだと、「心筋梗塞」ということになりますが、それほどひどくないときにも、「狭心症」の発作が起きることがあります。坂道をのぼると息が苦しくなり、立ちどまると楽になる、というような軽い症状は、狭心症の前兆といえるでしょう。心臓に異常がなかったら、こんなことは老人でなければ起こりにくいのです。

狭心症に特徴的な自覚症状は、みぞおちのあたりの、しめつけられるような痛みです。この痛みは放散性で、肩・あご・歯・上腹部などにおよぶことがあります。狭心症の患者が、歯科や胃腸科を訪れるケースがあるそうです。狭心症の痛みの特徴は、発作が突発的に起こることです。漫然とした不快感や不安感を伴いますが、それも数分でやむのが特徴とされています。40分も続けば、それは、むしろ心筋梗塞の症状で、重大な危険信号とされています。

心臓と血管

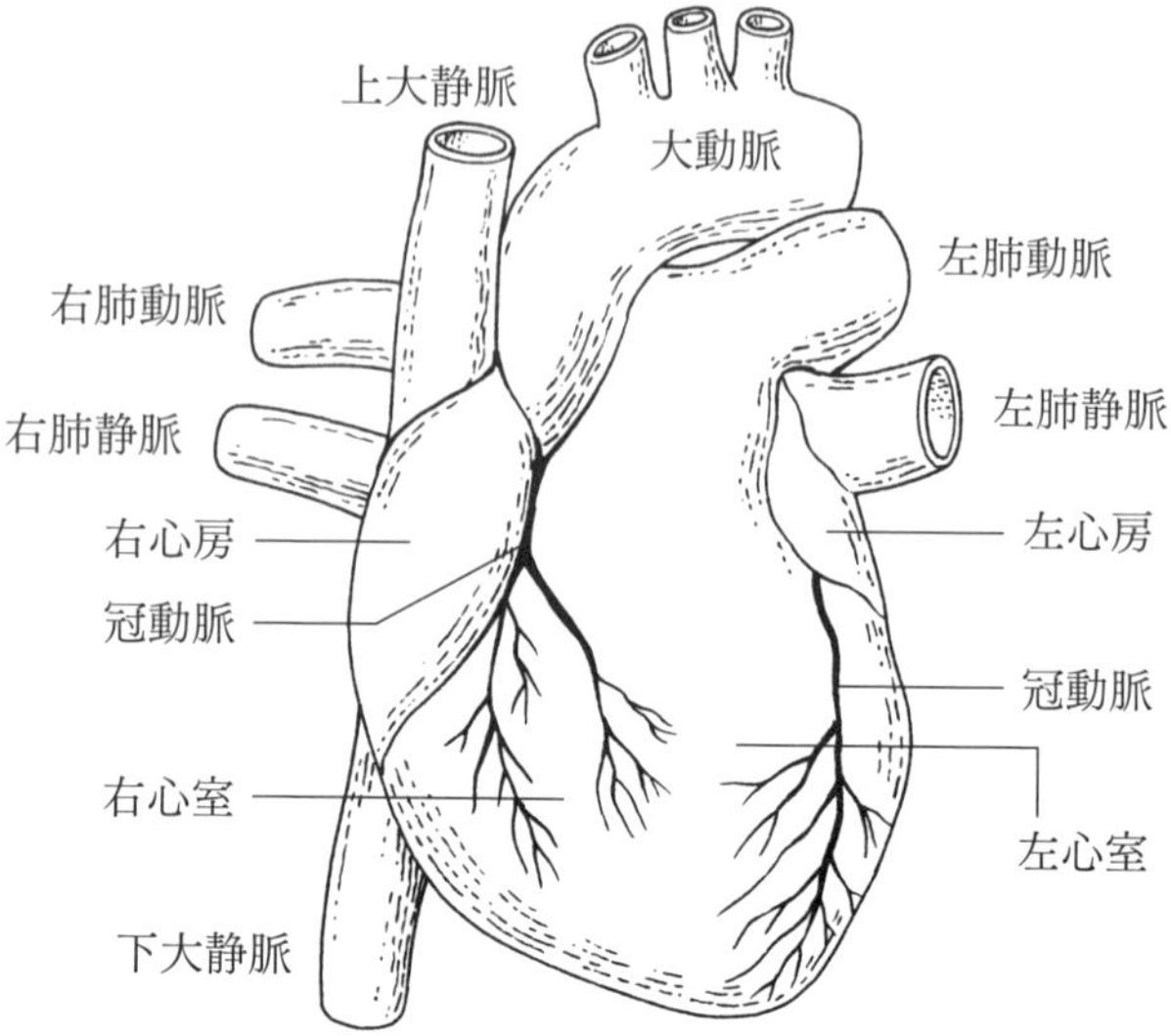
上大静脈
大動脈
左肺動脈
右肺動脈
左肺静脈
右肺静脈
右心房
左心房
冠動脈
冠動脈
右心室
左心室
下大静脈

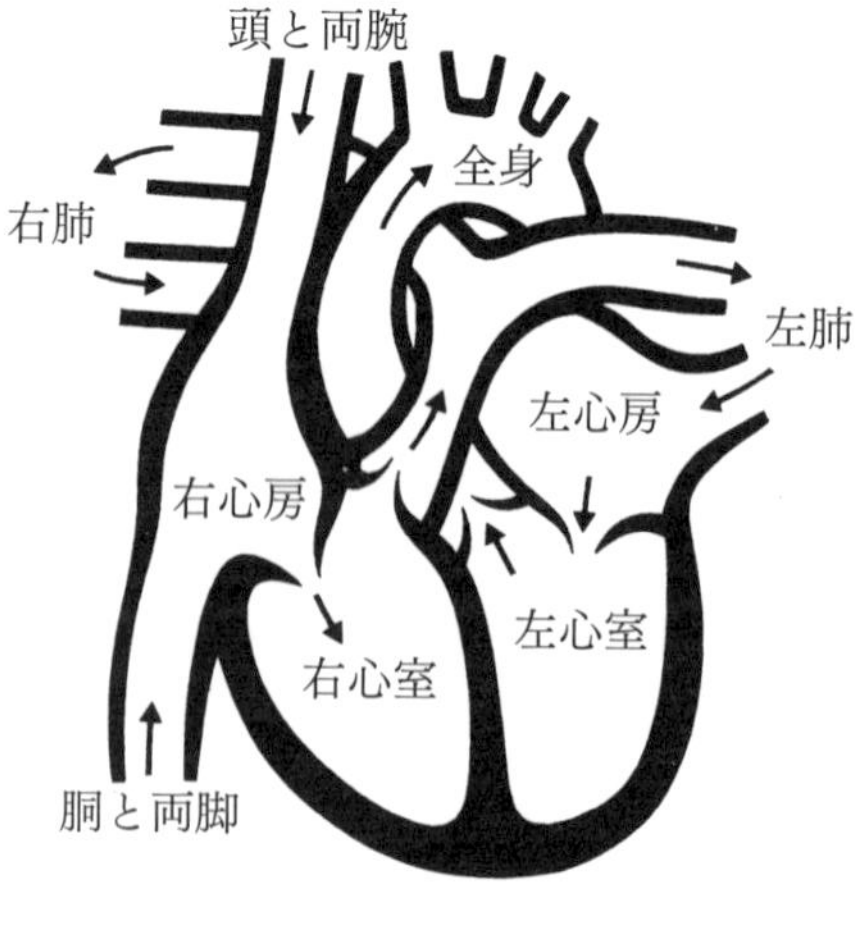
頭と両腕
全身
右肺
左肺
左心房
右心房
左心室
右心室
胴と両脚

このつかみにくい症状群が、果たして狭心症なのかどうかは、医師には分かります。これを確かめる方法として、ニトログリセリンの投与があります。これですぐに症状がおさまれば、狭心症です。

ニトログリセリンといえば、ダイナマイトの発明で得た全財産を投入して賞を制定した、アルフレッド・ノーベルを思い起こす人もいるでしょう。彼は晩年、心臓を悪くして医者の診察を受けたとき、ニトログリセリンの錠剤を渡されて苦笑したという逸話があります。ダイナマイトの原料として親しんできた薬品が、医師の手から与えられたからです。

狭心症の発作が起きたら、ニトログリセリン錠を舌下に入れます。すると、1～5分以内に症状はおさまります。ニトログリセリンの、血管拡張作用による効果です。このとき、動脈も静脈も拡張しますが、動脈では細いものより太いものが、そして、動脈より静脈の方が、より太くなるという傾向があります。このために、心臓は、拍出だけでなく、吸引までもが楽になります。狭窄部も広がるからです。それで、酸欠はすみやかに解消し、狭心症の発作がおさまるのです。

ところで、動脈が広がるのは、中膜の平滑筋がゆるむからです。ですから、中膜に硬化があると、ニトログリセリンは効きません。中膜が硬化すると、その機能単位の平滑筋細胞の数が少なくなるばかりでなく、残ったものも萎縮してしまいます。

ダイナマイトの原料が狭心症の切り札になってから、すでに160余年の長い歳月が経っていますが、このように長続きした薬はめずらしいといえます。これは、ニトログリセリン[*1]のすばらしい薬理作用を物語ると同時に、偶然の発見の価値を示すものでしょう。

狭心症は、いくつかに分類されますが、ここでは「労作狭心症」と「安静狭心症」の二つにしぼることにします。前者は、重い物をもつとか坂道をのぼるなど、心臓の負担が大きいときに起こるもので、後者は、夜間に眠っているときに起こるものです。労作狭心症の病理は分かりやすいのですが、安静にしているときまで、狭心症の発作が起こるのはなぜでしょうか。

安静狭心症の病理については、いろいろな説があります。その中で、説得力があるのは水素イオン説です。先に述べた、ミトコンドリアでのエネルギー発生に際して、電子伝達系で働くのは、水素原子から外れた電子です。このとき、水素原子は、水素の原子核（陽子）と電子とに分かれます。この陽子は、水素イオンにあたるわけで、最終的には、電子と酸素と結合して、水になる運命をもっているものです。

安静にしているときは、エネルギー消費量が少ないわけですから、エネルギー生産量も少ないことになります。ですから、水素イオンの発生量も少ないのです。ところで、心筋についてみると、水素イオンはそれを弛緩させ、カルシウムイオンはそれを緊張させます。両イオンは、拮抗関係にあるわけです。その一方の水素イオンが減るのですから、カルシウムイオンが優位になって、心筋の「攣縮」が起こる、というのが水素イオン説です。

病理はともかく、夜間に狭心症の発作が起こることは、実際にあります。そうかといって、すべての人に安静狭心症が起こるわけではなく、心臓に故障さえなければ、どんな狭心症とも縁がないことになります。故障とは、いうまでもなく狭窄のことです。だからこそ、安静狭心症は、心筋梗塞に移行しやすいのです。

安静時の心臓の仕事量は、労作時の数分の1ないし10数分の1しかないのに、安静狭心症の発作は長く続き、痛みもひどいのです。そして、時刻が一定し、周期的に繰り返す傾向があるというのですから、始末が悪いのです。

狭窄のない人に安静狭心症が起きないのは、酸素の供給に不足がないために、水素イオンがたちまち水になって、心筋に働きかける時間的余裕がないからでしょう。

安静狭心症の発作が起きやすい時刻は、ほぼ夜半から明け方にかけてです。老人は、夜間でなくても、風邪で寝こんだりしているときに、発作が起きることがあります。老人は、床についていると飲食が細くなりがちです。そのために水分不足になって、発作を起こすのだといいます。血液が、濃くねばってくるからです。

心臓の冠動脈の狭窄に対する我々の考え方は、医師のそれとはアプローチが違います。分子栄養学では退縮よりも予防を考えますから、活性酸素対策をとることになります。その一方でマクロファージなどの白血球の活性化のための、ビタミンCを重視することになります。

活性酸素除去のためには、ビタミンCのほかに、ビタミンE・ビタミンB_2・ユビキノン・

カロチノイド・セレンなどがあることは、すでに述べた通りです。内膜保護のための、ビタミンAも忘れてはなりません。我々は退縮を目的とするときも、この方法をとるわけです。

心筋に虚血が起こると、ミトコンドリアどころか、筋細胞そのものが「壊死」を起こします。すると、そこにはロイコトリエンが出現します。このプロスタグランディンは、すでに紹介ずみのもので、それには白血球を召集する性質があります。死んだ組織の清掃のためでしょうが、この作業によって活性酸素が発生するので、これがまた壊死を拡大します。そこで、ロイコトリエンの生成を抑制するユビキノンの効用を考えてみるべきです。

一般的に、病気の予防と治療とは、方法論的には共通面をもっているといえます。そう考えると、アテロームができるのは、栄養上の欠陥によるという結論にならざるを得ません。心不全というこわい成人病も、もとをただせば食生活上の手抜かりということです。

それならば、栄養のバランスのとれた食事をとり、脂肪や砂糖などを摂りすぎないようにすればよいかというと、我々はそんなことを考えはしません。消極的な「べからず主義」ではなく、高タンパク食を下じきとする、積極的なメガビタミン主義をとるのです。

不幸にして、冠動脈にアテロームができたとします。冠動脈には、もともと「副血行路」があります。これは、ふだんは閉じていますが、冠動脈のどれか一つに強い狭窄や閉塞が起こると開通して、虚血部に血液を送る仕組みになっています。これがすぐに作動すればよいわけですが、実際は、そううまくことが運ぶとは限りません。

酸欠が起きると、15分後あたりから、ミトコンドリアの呼吸機能が半分以下になってしまいます。また60分後には、心筋細胞がむくみ、内部の筋原繊維の一部が切れます。そして90～180分後には、エネルギー発生のために必要なATPを分解する酵素が、こわれてしまいます。心筋がこわれるのは、12時間後になるといいます。

いったん虚血が起きたあとで、副血行路が開くとか、血栓がこわれるとかの原因で、血液が流れ出すと、電子伝達系が崩壊しているために、血液の運んできた酸素が活性化し、心筋に大打撃を与えることになります。こうなると、突然死もあり得るでしょう。少なくとも、部分的な壊死は必至です。

さて、1980年は、私ども夫婦の金婚式の年にあたります。その記念の意味もあって、クイーンエリザベスⅡ世号による太平洋横断の船旅をしました。私どもは、ロサンゼルスに飛んで、あたりを見物してから乗船しました。出港第二夜に、船長主催のカクテルパーティーがありました。私はタキシード、家内は訪問着という正装で、船長に紹介され、握手をしてクイーンズルームに招かれました。そこでは、カクテルやシャンパンの饗応を受けます。談笑したり、ダンスに興じたりするわけです。

船長の招待は、ホノルル出港後にもありました。そのときは少し遅く行ったので、空席がありません。きょろきょろしていると、一つのソファにふんぞり返っていた赤ら顔の巨漢が、さっと立ち上がって別の椅子に席を移し、私どもを招きました。

私は礼を言って、英語がうまくしゃべれないのが残念だとつけ加えました。すると彼は、自分も日本語がしゃべれないからお互いさまだといって、笑いました。

しらけた沈黙が続いたのちに、彼は、自分は5軒の薬局をもっていること、100万ドルの年収があることなどをしゃべり出しました。さらに彼は、トロント大学の出身で、同大学からは、ストレス学説のセリエ、インシュリンを発見したベストとバンティング、ビタミンEの権威者シュートなどが出ていることをしゃべって、胸をはりました。

対抗上やむなく、私は、東大の出身であることを告白しましたが、彼の眼中に東大はありません。そこで私は、自分はフィジシスト（物理学者）であると言いました。すると彼は、私がフィジシャン（医学者）ではないのかと言いました。私は即座にそれを否定しましたが、私の英語は、その程度の間違いを犯すお粗末なものと受け取られたわけです。

話題に窮したのでしょう、彼は突然、自分の歳を当ててみろと言い出しました。そこで私は、まず私の歳を当ててみろと逆襲しました。すると、たちどころに「75歳」と答えました。私が実は78歳だと言うと、彼は改めて、自分の歳を当ててみろときました。そこで私は、でまかせに「65歳」と言いました。すると彼は、68歳だけれど、ビタミンEを25年もやっているから若く見えるんだ、と例のごとくに胸をはりました。

彼はさらに話題を転じて、自分は過去に2回も狭心症の発作を起こしたといって、握りこぶしを激しく動かして、不整脈を手まねで表現しました。

対抗する意味もあって、私は自分の糖尿病を告げました。すると彼は私の飲みかけのシャンパンのグラスを払いのけるしぐさをしながら、医者はこんなものはいけないと言うだろう、と言いました。そこで、私はビタミンEをやっているから大丈夫だと切り返しました。

すると、彼はポケットから1枚の紙切れをとり出しました。それは、オンタリオのマクマスター大学付属病院の診断書でした。そこには彼の名前と生年月日とが記されていて、その下に数十行の文がタイプで打ってあります。その内容は、ペースメーカーをうめ込む必要があるのだが、患者に拒否されたので一日量800単位のビタミンEを指示する、という趣旨のものでした。担当医師の名は、「ヒラノ」とあります。私が「日本人ではないか」と聞いたら、「イエス」と返ってきました。

会話のはじめの部分で、彼は25年間もビタミンEを摂っていると言いました。その量が少なすぎたから狭心症の発作が起きた、とヒラノ医師は判断したのでしょう。そこで、私は3000単位を摂っていると言ったら、彼は嫌な顔をしました。

診断書の日付は、1980年1月9日となっています。彼はニューヨークで乗船したといいますから、診察を受けたのはその10日前ということになります。おそらく彼は、発作の再発が心配で、出発前に病院を訪ねたに違いありません。その心配を、ビタミンEが消してくれたということでしょう。

会話を聞いていた同行のW氏が、話が一段落ついたところで、テーブルのたばこをとって火をつけました、すると、この赤ら顔の大男は、大きく手を振って「キャンサー」と言いました。キャンサーとは、ガンのことです。W氏がたばこを灰皿におくと、彼はテーブルの上のガラス器のたばこをつかんで、残らずへし折ってしまいました。

私は、彼が終着のニューヨークまで船旅を続けるのかと尋ねると、彼は、4月1日からカナダでガン学会があって、自分は議長をつとめなくてはならないから、サザンプトンでおりて、飛行機で帰国すると言いました。私は、クイーンエリザベスII世号のカクテルパーティーで、ビタミンEを愛用するカナダのガン学界の大立者と、有意義な時間を過ごすことができたわけです。

彼との会話の中で、私は、一日3000国際単位のビタミンEを摂っていると言いました。実は、その少し前までは1200国際単位だったのですが、東大の高橋晄正講師の書いたものの中に、ビタミンEを大量に摂ると筋力が低下するとあったのを見て、わざと増量を試みたのです。案の定、彼の見解は間違っていました。私は毎日握力を測ってみましたが、増量後は次第に数値が上がって、ついに42キロに達しました。『保健体育資料』によれば、20歳の一般男子の握力は、右50・3キロ、左42・2キロです。私は、自分の握力が相当なものだと知りました。

それからあとも、私のビタミンE一日摂取量は、ずっと3000単位でしたが、現在は250単位しか摂っていません。これは、吸収率を高めた特製品に改めたからです。

ところで、お分かりのことでしょうが、本書の論法は西欧風ですが、医学には西洋医学もあり、東洋医学もあります。中国には、「はだしの医者」と称する補助臨床医がいるそうです。その養成に使われるという教科書的な本を、私どものグループで読んだことがあります。それをみる限りでは、中国医学は、漢方と洋医とのモザイクでした。両者の間に整合性があるかどうかに、一切無頓着なところは、あっぱれというほかありません。

それはともかく、漢方にも、心臓発作に対する応急処置の方法があります。両手の小指を思いきり引っぱってもらう、ということです。路上で発作の起きた友人が、このやり方で、けろりと治って歩き出した例があります。

この方法は、半分だけ西洋医学と整合します。というのは、左手の第4指と第5指とから上行する神経が、心臓から上行する神経と左頸部で合体しているという事実があるからです。左手の小指に与えられた刺激が、心臓を賦活するということなのでしょう。——ご参考までに。

＊1　ニトログリセリンは、体内でNO（一酸化窒素）を発生させる。NOが血管を拡張し、血圧を下げる。NOは腎臓では、ナトリウムの再吸収を抑制し、血圧を調節する。

24　脳卒中を考える

近代免疫学の開祖バーネットは、1975年出版の著書の中で、人は老衰かガンかのどちらかで死ぬと記しました。脳卒中も心不全も、眼中においていないのです。このことは、老衰とガンとが、人間の避けられない運命であるという見方を示しています。裏返してみれば、脳卒中や心不全は、人間の避けられない病気ではないという認識が、この背景にあったものと考えられます。

当時は、まだ活性酸素が知られていませんでした。もしそれが、老衰から心不全までのすべてをカバーしていることを知っていたら、バーネットはこんなことを書きはしなかったでしょう。成人病についての理解は、その後一変したのです。脳卒中についても、新しい脚光を当てなければならない時代がきたのです。むろん、活性酸素との関わりにおいてです。

脳卒中の「卒」は〝にわかに〟という意味、「中」は〝あたる〟という意味です。すると、脳卒中とは、脳がにわかにやられる病気ということになります。医学者は、これを「突然起こる意識障害と運動機能の脱落」というふうに定義しています。意識も運動も、脳がにぎっているわけですから、この表現には説得力があります。

脳が突然やられるということは、外因性のものを除くとすれば、循環障害に違いありません。

脳の循環障害は、出血か梗塞かの二つにしぼられます。出血も梗塞も、起こる部位によって症状が違うはずですが、そういう点から、出血を二つに分類することになっています。一つは脳の内部に起こる「脳出血」、もう一つは脳の外部に起こる「くも膜下出血」です。どちらも血管が破れることによって起こりますが、症状はだいぶ違います。このような事情で、脳卒中は、脳出血・くも膜下出血・脳梗塞の三つに分類されています。

脳卒中は、日本では死因の第2位ですが、その内訳をみると、脳出血は減少、脳梗塞は増加の傾向をたどっています。これは、食生活の欧米化によるとされます。

脳卒中は、まぎれもなく成人病で、子どもや青少年に起こることはほとんどなく、すべて中年以後に起こります。

ところで、脳卒中と聞くと、すぐに高血圧とむすびつける人が多いでしょう。けれども、その相関関係は思ったほど深くはありません。最近十数年間に脳卒中で亡くなった人のうち、血圧の高い患者は16パーセントしかいませんでした。とはいえ、正常血圧の人は1・6パーセントですから、高血圧の人の方が、10倍もリスクが高いということはいえます。

なお、境界域高血圧の人は7・6パーセントもいますから、血圧が正常であることは、脳卒中にならない一つの条件にはなりますが、それで安心というわけにはいきません。

血中コレステロール値も、とかく脳卒中にむすびつけられるようです。ところが、血中コレステロール値の低い人に脳卒中が多いという報告もあるくらいで、コレステロールが少なければ脳卒中の心配がないと思ったら間違いです。肥満を問題にする人もいるでしょうが、肥満だけで脳卒中の危険があるとはいえないようです。むしろ、大酒やピルの方があぶないのです。

すでに述べた通り、脳卒中は突然起きます。ということは、症状が短時間に完成するということです。脳梗塞の中には、心臓から血栓が流れてきてつまる「脳塞栓」というのがありますが、これなどは数分で症状が完成します。同じ脳梗塞でも、アテロームがあったりして、血管内で血液が凝固する「脳血栓」だと、症状が完成するまでに、一昼夜から1週間かかります。

そのような経過と違って、症状が急に起こって、2～3分以内から一昼夜以内に完全に治ってしまう脳卒中があります。これを「一過性脳虚血発作」といいます。これは、脳梗塞の前ぶれと考えられます。脳出血や、くも膜下出血の前ぶれではないのです。

脳卒中の発作の初期の症状は、病気の種類によって違います。頭痛を例にとると、くも膜下出血のときは激烈で長く続きますが、脳出血のときは起こらないこともありますし、脳梗塞のときはあっても軽く、全然ない場合もあります。吐き気についても、くも膜下出血や脳出血のときは、あったりなかったりで、決まっていません。脳梗塞のときは、ほとんどないことになっています。意識障害がひどいのは脳出血で、だんだん悪くなっていきます。

脳動脈と梗塞

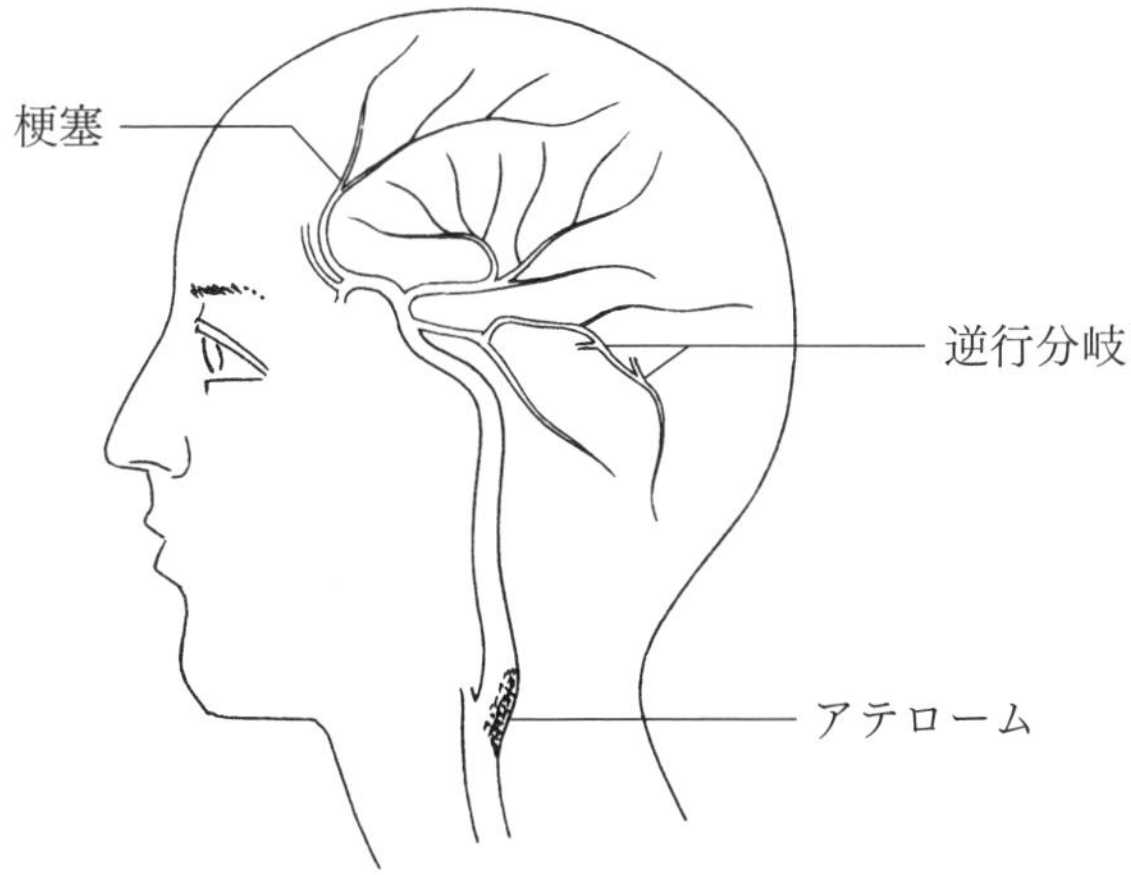

半身不随も、脳卒中につきもののようですが、くも膜下出血のときは、初期には起きません。これが決まってあるのは脳梗塞のときで、多くは進行性です。また、脳出血のときは、はじめからあるのが通例です。

言語障害は、脳出血のときには現れますが、脳梗塞では現れないことがあります。くも膜下出血のときは、言葉のもつれはほとんどありません。

朝起きてみたら半身がきかなかった、などというケースがあります。これは脳梗塞の確率が高いといえます。入浴中とか入浴後とかに倒れるケースは、脳出血の確率が高いといえます。一般に、脳血栓は安静時に多い傾向があります。

脳梗塞の原因として、もっとも多いのは、頸動脈または頭蓋内動脈のアテロームが発達して、ひどい狭窄が起きた場合です。狭窄が起きても、百発百中脳梗塞になるとは限りません。仮に一本の血管がつまっても、副血行路など、ほかの血管の血流が十分にあれば、大した障害が起きない可能性があります。

冠動脈に副血行路があることはすでに述べましたが、脳動脈にも副血行路があります。その理由は、分化発生の段階では密な血管網が形成され、そのうち高能率のものだけが開通し、低能率のものは開通せずに、形だけ残ったのだと考えてはどうでしょうか。これは、自然の試行錯誤とみてよいでしょう。

このような試行錯誤が、脳の神経細胞にもあることは、『脳と栄養を考える』に書いておきました。試行錯誤によって、形だけ残った血管が、副血行路として、有事の際に利用されるのでしょう。これは、脳梗塞に対する安全弁となります。冠動脈の副血行路についても、同様な見方ができるでしょう。

副血行路開通のメカニズムについては、次のように考えればよいでしょう。

脳の動脈には、環境の二酸化炭素量が増えると拡張するという特性があります。梗塞が起きて血流量が落ちると、脳組織中の二酸化炭素が運び出されなくなって蓄積し、血管を広げます。その結果、眠っていた副血行路が開通するのです。このフィードバックがうまくいくためには、副血行路の反応性が要求されます。中膜に硬化があれば、開通は困難になります。ただ、副血行路は遊休血管ですから、十分な血液を流すほど太くはなれません。ですから、これがあるからといって、梗塞を完全に阻止できるとは限りません。むしろ現実には、次のような現象が起こるでしょう。

何かの原因で、ある部分の血流量が減り、その下流に虚血が起きたとすると、その領域の細胞のミトコンドリアで、電子伝達系がだめになります。そこに、副血行路が開通して血流が始まると、私のいう「虚血の恐怖」が起きます。つまり、そこにきた酸素が活性化し、あたりの細胞を細胞膜から破壊し、壊死を生じさせます。そこで、その部分の組織が軟化し、いわゆる「脳軟化」になると考えます。

副血行路による循環を「側副循環」と呼びますが、イチョウの葉に特有なフラボノイドに、副血行路の開通をうながす作用があることが分かっています。これには、小動脈や毛細血管の拡張、毛細血管の曲率半径の拡大などの作用もあります。イチョウの葉のエキスが、記憶力・集中力・視力・聴力などを改善する効果は、ヨーロッパで大変な人気を博しています。さらに、このフラボノイドには抗酸化作用もありますから、広範なメリットが期待できるわけです。

また、脳梗塞は、血管に異常がなくても、血液が凝固しやすい状態があれば起こります。血液のヘマトクリット値が高いとか、トロンボキサンA_2の優勢とかが、その条件となります。「ヘマトクリット値」とは、全血液に占める血球成分のパーセンテージで、主として赤血球の量で決まります。この正常値は、男性45、女性40で、それより少しでも大きいと、脳梗塞の条件の一つとなります。

ヘマトクリット値は、水分が不足すると高くなるはずです。ところで、普通は加齢とともに、飲食が細くなります。糖質やタンパク質は、最終的に、重量でほぼ等量の水を作り、脂質は、ほぼ2倍量の水を作ります。これを考えると、飲食が細くなると、水分不足になることが分かります。一般的に、老人は脳梗塞のリスクが高いという事情がここにあります。

ヘマトクリット値が低く、血管壁に異常がないのに脳梗塞になる場合は、プロスタサイクリン（プロスタグランディンI_2）を、トロンボキサンA_2が圧倒したからと考えられます。

脳出血やくも膜下出血は、ヘマトクリット値とは無関係で、高血圧と密接な関係をもっています。

脳梗塞の場合は、脳動脈に狭窄が起きると、血流の正常なレベルを維持するためには、むしろある程度血圧の高いことが要求されます。血圧が上がるとともに、発作が減ります。

先に述べた一過性脳虚血発作の患者には、一過性の健忘症、一過性の失明、一過性の脱力など、さまざまな症状がみられます。そして、結局、半年のうちに約10パーセント、3年間に15～20パーセントが脳梗塞になるという、統計上の事実があります。一過性であっても、脳卒中めいた症状が出たら、油断は禁物ということなのです。

一過性のものであれ、進行性のものであれ、脳梗塞のたぐいの病気の原因として、アテローム硬化と血液凝固とに注目すれば、その予防策はおのずから見当がついてきます。

アテローム硬化の引き金を引くのが、活性酸素やラジカルだとすると、ビタミンEやセレンなどがその対策になるはずです。血液凝固が血小板凝集からくるとすると、トロンボキサンA_2をおさえて、プロスタサイクリンやプロスタグランディンE_1を増やす手段を考えることも対策になります。トロンボキサンA_2をおさえるのにはアスピリンが、プロスタサイクリンを増やすのにはビタミンEが、プロスタグランディンE_1を増やすのにはガンマリノレン酸がよいでしょう。これらのことは、80ページの「プロスタグランディンの面めん」に記してあります。

脳梗塞を起こした患者の血液を検査すると、過酸化脂質が増え、ビタミンEが減っています。この事実は、ビタミンEが、発症をおさえる活動のために消費されたことを示すものだと考えられます。

コレステロールに、善玉のHDL、悪玉のLDLの2種があることはすでに述べました。脳梗塞患者は、HDLが少ないことが特徴になっています。そこで、HDLを増やす方法があれば、それも脳梗塞予防の条件の一つとなります。

これを増やす因子としては、ビタミンE・ニコチン酸・パントテン酸などのビタミンがあります。ニコチン酸の作用が、HDLの異化を遅らせ、LDLの合成を抑制する一方、その異化を促進するものであることはすでに述べました。たばこにHDLを減らす作用があり、適量のアルコールや運動にこれを増やす作用のあることを、ここで再確認しておくのも有益でしょう。

こういう情報は、話が分かったというだけでは価値がありません。素人にとって価値があるのは、知識よりも実行なのです。

脳出血にせよ、くも膜下出血にせよ、出血の予防のためには、血管を丈夫にすればよいのですし、脳梗塞の予防のためには、血管の状態を正常に保つことができればよいのです。話は明快であり、対策もまた明快です。そしてそれは、我々の手の届くところにあるのです。

ここで、脳出血の病理について考えてみることにしましょう。それは、血管の破壊を問題にすることにほかなりません。

正常な動脈は、なかなか破れないようにできています。頸動脈の破壊は、血圧が正常値の15倍になって初めて起こるといわれています。これは、血圧の上限が200だということを意味します。それでは、低い血圧で血管が破れることがあるのはなぜでしょうか。

電熱器などの太いコードの一番外側には、縦横の丈夫な糸で編んだ布のような被覆がかぶさっていることがあります。動脈壁の外膜のコラーゲンは、ちょうどこんな具合に規則正しい構造を作っています。これが血管の抗張力の主役なのです。ですから、コラーゲンが弱ければ、動脈壁は血圧にたえられずに、すぐに破れてしまいます。コラーゲンの網が破れれば血管も破れます。そこに、出血が起こるわけです。

コラーゲン分子の正常な形を作るために、ビタミンCが重要であることはすでに述べました。そのコラーゲンは、タンパク質です。タンパク質とビタミンCとの十分な補給が、動脈の外膜をちゃんとするための条件です。そしてこれこそが、脳出血予防の決め手なのです。

私は、何十年か前、ゴム風船の材料になるゴム袋を、自分の息で膨らませてみたことがあります。ところがそれは期待に反して、美しい形にはならないで、こぶができてしまいました。ゴム膜の厚みも強度も一様のはずなのでしょうが、そこにかすかなばらつきがあって、弱いところが圧力に負けて、こぶになったものに違いありません。こぶの部分は、ひっぱられて薄くなっていますから、破れるとすればそこのところということになります。

要するに、風船が破れるときは、どこかに破れる条件を満たす場所があって、そこが破れるという必然性があるわけです。まさか、全体が同時に破れるなどということはあり得ません。そしてまた、そこには、いわば前兆現象があるのです。

動脈が破れるのもこれと同じで、その部位が膨れて、こぶになっているのが通例です。これには、「動脈瘤」という名前がついています。膨れた部位の血管壁は、薄くなっています。コラーゲン分子が正常な形を保っていないために、結合組織が正常な厚みを失っているわけです。

ところで、「眼底出血」という病変があります。これは、糖尿病患者にしばしば起こるとされています。医師は、顕微鏡やカメラで眼底を検査することがあります。動脈にこぶがあるかどうかを見るのが目的です。もし動脈瘤が見つかれば、それが眼底出血の候補部位ということになります。

医師は、それをレーザー光線で凝固させることを考えたりします。こぶがつぶれれば、出血の危険は除去されるでしょう。眼底は目に見えますが、頭蓋骨の中は見えないので、始末が悪いのです。

そこで、このような動脈瘤ができる理由を知りたくなるのが、人情というものです。その結合組織が弱くなっているといえばそれまでですが、なぜ特にその部位で弱くなったか、という問題が解かれなければなりません。

ご承知の通り、ビタミンCが欠乏すれば、コラーゲン分子が正常な形をとることができないわけですが、そのような不完全な分子が、一様に分布するとは考えにくいのです。ということは、部分的にコラーゲン分子の分布に強弱の差があるということですから、その弱いところが血圧に負けて膨らんだのです。

そういうことなら、タンパク質とビタミンCとを十分に摂ることが、動脈瘤予防の条件となることが分かります。普通の食生活を基準とすれば、プロテインスコア100のタンパク質20グラムと、ビタミンC最低2グラムぐらいを、毎日補給しなければ、目的は達せられないでしょう。私についていえば、これの2倍以上のものを欠かさずに摂っています。

動脈瘤の予防はこれでよいとして、それができてしまったら、どうすればよいかという問題が残ります。こぶがあっても特別な症状はありませんから、自覚の可能性はゼロに近いでしょう。

コラーゲンは、もともと「繊維芽細胞」という名の細胞の分泌物です。ところが、コラーゲンの合成は、普通は抑制的に調節されていて、ストレスや炎症があると、その抑制が外れて合成が始まります。

ですから、動脈瘤壁のコラーゲンの、血圧から受ける張力が大きくて、それがストレッサーになれば、新しいコラーゲン分子が作られる可能性があるでしょう。この考え方が正しければ、タンパク質とビタミンCとの摂取によって、動脈壁の破裂、つまり脳出血という惨事を避ける道が開けることになります。

もしこのような過程が期待できないならば、若いときから栄養に留意しなければならないことになります。それが、もっとも賢明な道というものでしょう。

ところで、脳に出血が起きると、その血液は脳から外に出ることができません。それは、内部にたまって脳の組織を圧迫することになります。たまった血液が凝固すれば、「血腫」という呼び名がつきます。幸いにして命がとりとめられれば、手術によって血腫を除去することになります。この検査には、「CTスキャン」(コンピューター断層写真)が利用されます。ただし、心臓や腎臓に問題のある高齢者は、原則として手術の対象から外されます。

さて、脳卒中のうち、短時間で命に関わるものは、「くも膜下出血」でしょう。このケースは、全脳卒中の8~10パーセントにのぼり、人口10万につき毎年1人の割合です。くも膜下出血は、急死の率が高く、全急死者の2~5パーセントを占めるといいます。

くも膜下出血は、発作の起こる数日前から頭痛を訴えるケースが半数ほどありますが、残りの半数は前兆がありません。ですから、自分でこれを予知することはほとんど不可能に近いのです。結局、特に脳卒中の心配をしていないところに、いきなり大出血という事態になります。

くも膜下出血の場合の頭痛は強烈で、普通の頭痛とはレベルが違います。凶器でなぐられたような痛みが、後頭部から首筋にかけて走ります。意識を失って、倒れることもあります。昏睡におちいることもあります。数日後に、いっそうひどい大発作にみまわれることもあり

先天性脳動脈瘤の手術

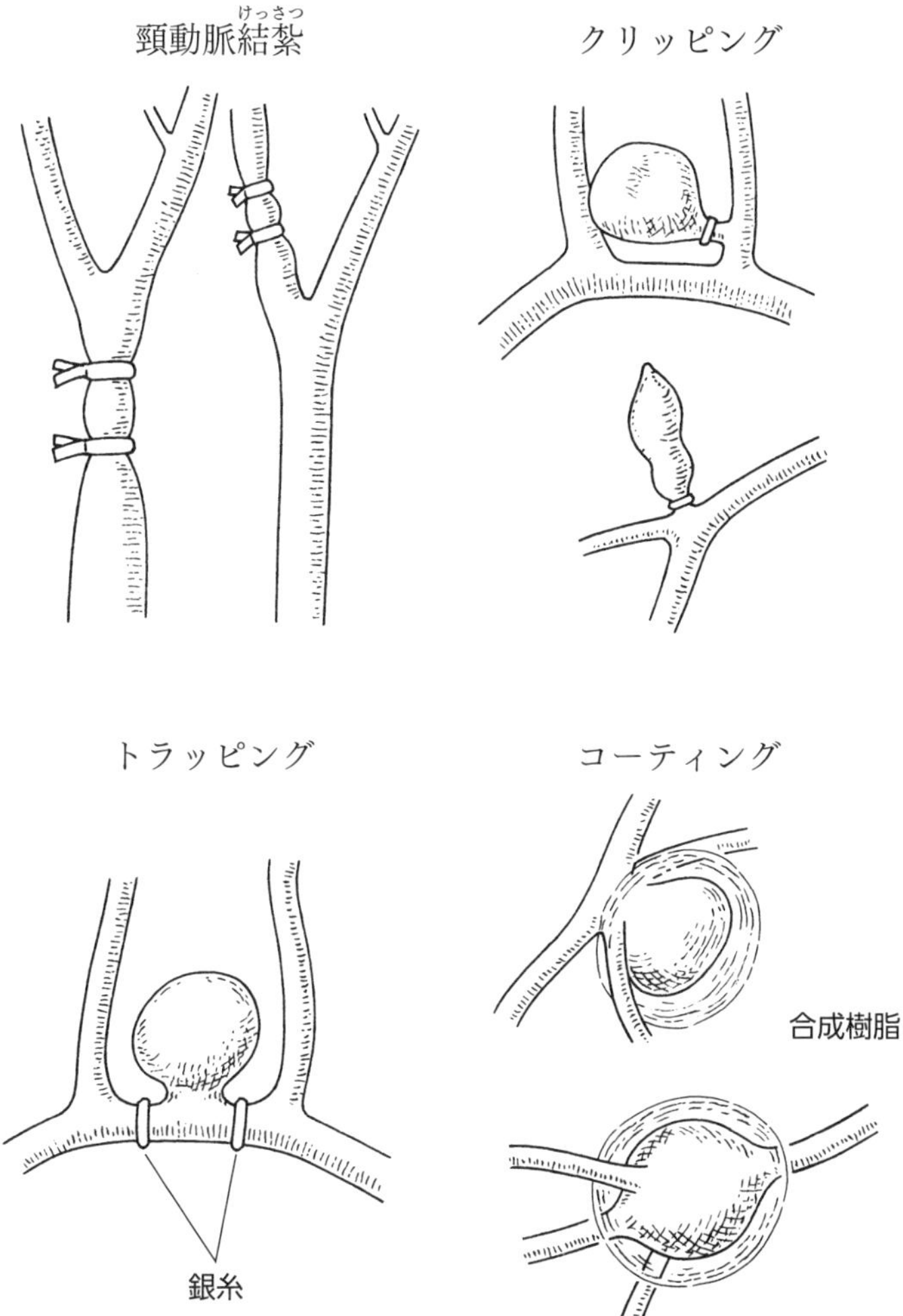

ます。また、次第に症状の軽くなることもあります。出血の部位や大小によって、いろいろな場合が出てくるのは当然です。

ところで動脈瘤についてですが、これには、動脈硬化によるものと、先天性のものとがあります。

その大きさは、径が3〜10ミリメートルのものが普通ですが、まれには25ミリメートル以上のものもあります。形は、動脈硬化によるものは紡錘形、先天性のものは袋状または木の実の形をしています。

実は、くも膜下出血例の70パーセントは、動脈瘤の破裂が原因です。残りは、主として動脈と静脈との連絡部の奇形が原因だということです。そして、くも膜下出血の大部分は、先天性動脈瘤の破裂だといいます。

くも膜下に出血が起こると、それがかたまって血腫を作るわけですが、その結果、脳がむくんできます。くも膜は、脳脊髄液を入れる膜ですから、液に血がまじってきます。すると、脳脊髄液が吸収されにくくなるので、浮腫を起こすのです。発作の数日後から脳動脈の攣縮が起こって、脳全体が虚血におちいります。これが、死につながるわけです。

くも膜下出血の発作を起こした患者は、さっそくCTスキャンによって、また血管の写真をとって、状態をつかみ、手術にふみきるかどうかを決めます。ここまできては、患者側で自主的にほどこす手段は、皆無に等しいのです。生も死も、自分ではどうにもなりません。

そこで、もっと前の段階での予防の方法が、価値をもってくるわけです。

くも膜下出血の最大の原因が先天性動脈瘤だとすると、それが遺伝的なものかどうかが問題になってきます。動脈瘤の設計図が、DNAにきざみこまれているとは考えにくいので、胎児期の栄養障害ではないかという疑いの余地がありそうです。すでに動脈瘤が存在しても、それが、幼児期や青少年期に破裂しないことを考慮に入れると、ストレスによるビタミンCの浪費や、活性酸素の発生を考えたくなります。ビタミンCが不足すれば、動脈瘤の壁が弱くなるからです。

さて、ここまで、脳卒中予防のための、栄養上の着目点を挙げてきました。それは、頭の中で考えたことですが、実地に応用して、満足すべき成果を得ています。私の分子栄養学からすれば、脳卒中は、くみしやすい方の病気に属するといえます。

ところで、脳卒中を起こしやすい体質というものがあるかどうかについて、考えてみましょう。特にビタミンCなどと騒がなくても、先天性動脈瘤をかかえたまま、天寿をまっとうする人がいるはずです。そしてまた、それが破裂して急死する人もいます。分子栄養学では、この個体差を、ビタミンCの必要量の違いからくるとします。その理屈は『分子栄養学序説』(「三石巌全業績」第3巻)で述べましたから、ここでははぶきます。けれども、結論は本書でも書いたつもりです。

脳の出血の場合は、血液の凝固性が一つのポイントです。これに対して、ニコチン酸とか、パントテン酸とか、ビタミンEとか、いろいろなビタミンを挙げました。これの必要量についても、個体差があります。特に摂取に気をつけなくても無事に過ごせる人が、1人もいないとはいえません。けれども、大部分の人はそうはいかないことを、私の理論は教えています。

心筋梗塞も同じことになりますが、脳梗塞でもアテロームが問題です。この引き金を引くのが細菌やウイルスや過酸化脂質だとすると、予防の第1段階は、高タンパク食・ビタミンC・活性酸素除去剤になります。

タンパク質はともかく、ビタミンCの必要量には個体差があります。その幅は1対100におよぶでしょう。というのは、ビタミンCに手を出さなくても、インフルエンザウイルスにやられない人もあり、積極的な摂取を心がけてもやられる人もあり、というような事情があるからです。

一方、私は、アテローム発生の鍵をにぎる因子として、活性酸素や各種ラジカルを位置付けました。その除去の条件は、先に述べた通りです。ここに登場するビタミンEやビタミンCの必要量は、体質によって決まるのではなく、活性酸素の量によって決まります。ということは、これらに対する要求には天井がないということです。

このように、脳卒中の予防には、食品の面からの道が開けているということを、ここでは強調しておきましょう。

25　糖尿病を考える

糖尿病は、必ずしも成人病とは限りません。その意味で、これを本書で麗々しく扱うのは、強引すぎるような気がします。それをあえてした理由の第一は、私が糖尿病患者だからです。その第二は、成人病としての糖尿病が、確かに存在するからです。

私が口渇と頻尿に気づき、他人から顔色が悪いと言われるようになったのは、1973年ごろです。どうも糖尿病らしいと思ったので、同病の友人に話しました。彼は糖尿病の専門病院を紹介してくれて、君の状態は棺桶に片足をつっこんだ段階だと言いました。体重が減りつつあったことを指して、言ったのです。

そこで、さっそくその病院へ行ってみました。すると担当医は、体重を減らせば血糖降下剤はいらないといって、食事指導の講習会に家内をつれてくるようにと言いました。そして、血圧が高いから降圧剤を出すとも言いました。血圧は、200を超えていましたが、私はそれを強硬に断りました。ビタミンCの効果を信じていたのです。食事は、1200キロカロリーに制限されました。それを実行に移すために必要な表も、もらいました。

講習会では、献立の実物見本での説明がありましたが、何ともお寒い感じがしてなりません。毎月1回、血糖検査を受けることになりました。30分おきに6回ほど、耳たぶから採血します。痛いのはともかく、検査は半日ではすみません。時間がもったいなかったのです。何より私が嫌だったのは、待合室で時間を待つ50人ほどの人たちの大半が、居眠りをしていることでした。降圧剤の副作用に決まっています。

半年ほどで、私は通院検査をうちきりました。カロリー制限を忠実にやらないせいもあって、思ったほどの改善がみられなかったからです。

私は親しい医師を訪ねて、血糖降下剤をもらうことにしました。そして、それまで実行してきたメガビタミン主義を、ビタミンE中心に強化しました。食事制限は、自分で撤廃しました。

食事を勝手にやるものですから、血糖値はだんだん上がる一方で、血糖降下剤の量も増え続けました。しかし、メガビタミン主義のおかげで、症状は悪化しません。インシュリン生成能が低下したらしく、血糖降下剤が効かなくなったのは、発症後4年ぐらい経ったころだったでしょう。そこで、インシュリンの注射をすることに改めました。その量がだんだん増えて、今では28単位になっています。一日の必要量を40単位とすると、その70パーセントを補給している計算になります。

体重は、現在63キログラムです。発症以前も63キログラムでしたから、そこまで戻ったことになります。専門病院の医師は、55キログラムに落とせと言いましたが、その努力を、私は全然しませんでした。

インシュリンの注射量の28単位は、安定して変わりません。ですから、血糖値の検査は、1年に1回ほどもやっていません。医師は、毎月来いと言うのですが……。

ところで、私の家系には、糖尿病患者がまったくいません。ですから、私の糖尿病は遺伝性のものではないはずです。現在では、その原因がつかめています。鉛中毒なのです。私が鉛中毒にやられたいきさつは、『鉛が人間を呑みこむとき』（「三石巌全業績」第18巻）にあります。

ここでは、私の家の天井裏につもったほこりを分析したら、2・95パーセントの鉛が検出されたという事実を記しておきます。インシュリンの作用には、亜鉛がからんでいます。鉛がその亜鉛に拮抗して、障害を起こしたものでしょう。

鉛をカルシウムに置換する、ペニシラミンという薬があります。これは腎臓に悪いのですが、私は、その静脈注射を130本もしています。私の体内の鉛は、もうゼロに近いでしょう。しかしそれは、糖尿病をみやげにおいていきました。

ある朝、ふとテレビをつけたら、ポーリング博士の顔がありました。二つの分野でノーベル賞を受けた人は、彼とキュリー夫人と、サンガーの3人だけで、今回が7度目の来日だという紹介がありました。続いて彼は、ビタミンCがネズミの乳ガンを防いだという、動物実験の結果を話しました。高齢で元気なわけを尋ねたアナウンサーに、ビタミンCとミネラルを十分に摂っているせいだ、と彼は答えました。ポーリング博士のメガビタミン主義は、ビタミンC中心なのです。

昨日は、娘の結婚記念日でした。私どもは、その一家4人をPホテルのレストランに招待して、フランス料理をごちそうしました。ローストビーフをメインとするフルコースで、コーヒーのあとにチョコレートが出たので、総カロリーはゆうに2000を超しています。そんなものをたいらげたと知ったら、世界中の糖尿病専門医はあきれるでしょう。

1978年の春、私は『子供のための相対性理論』(サンポウブックス)を書きました。1週間ホテルにこもって、それをやってのけました。このときの食事は、朝がパン・コーヒー・ハムエッグ、昼がビーフシチューやポークソテーのたぐい、夜はステーキのフルコースという具合で、総カロリーは3000を超えています。この当時は、私の分子栄養学が未完成だったので、栄養条件はまだ万全ではありませんでしたし、高血糖対策は経口血糖降下剤の服用でした。ですから、仕事を終えたときに少し身体が重い感じがしたのも、当然と観念していました。

そろそろ、私が糖尿病をあまり深刻に考えない理由を、説明する段階がきたようです。それは、ひとことで言ってしまえば、インシュリン分泌の条件を整えるということにつきます。インシュリンは、血糖値の上昇にフィードバックして合成されます。ですから、先に述べた、フィードバックビタミン、フィードバックミネラルと高タンパク食とによって、フィードバックを順調にすればよいという考え方です。私は、不足量は注射で補って、変動量をフィードバック合成でまかなうことができれば、健常者と同じになる、と考えています。

１９７８年当時には、まだ、フィードバックビタミンの構想はありませんでした。ビタミンＥはありきたりの製品でしたし、ビタミンＡも合成品でしたから、フィードバックがうまくいく保障もありません。それですら大過がなかったのですから、現在のような製品を、フィードバック理論にしたがって摂取すれば、あまり心配せずにすむと私は信じています。

同病の方々は先刻ご承知のことですが、この病気はストレスをきらいます。ですから、食事制限に気を使うのは、ほめたことではありません。むしろ、そのストレスで血糖値が上がるでしょう。ストレッサーがくると、身体は副腎皮質ホルモンを作って、これに負けないようにします。このホルモンに、筋肉や骨などのタンパク質を分解して、ブドウ糖に変える作用があるのです。

私の常用するビタミンのリストの中には、ビタミンＥ・ビタミンB_{12}・ニコチン酸・パントテン酸などがあります。これらは、いずれもフィードバックビタミンとしての役割をもっており、それぞれに、糖尿病対策としての働きをしています。

糖尿病の特徴の一つに、善玉コレステロール、すなわちＨＤＬの低値があります。それを正常化することが、合併症の予防に役立つはずです。ビタミンＥやパントテン酸には、ＨＤＬを増やす効果があります。ニコチン酸には、悪玉コレステロール、すなわちＬＤＬの合成を抑制し、ＨＤＬの分解を遅らせる作用があることを思い出してください。

まとめていえば、ビタミンE・パントテン酸・ニコチン酸などのビタミンは、インシュリンの分泌を軌道にのせるばかりでなく、HDLを増やして、糖尿病の合併症を予防するメリットがあるということです。HDLには動脈硬化を防ぐ働きがあることと、糖尿病の合併症として動脈硬化があることを考えあわせてみるべきでしょう。

私の食品のリストには、三価クロムやレシチンがおまけについています。三価クロムは、血中コレステロールの排出を促進するばかりでなく、フィードバックミネラルでもあります。また、インシュリンの作用を増強する「耐糖因子」の主役でもあります。レシチンは、HDLの主成分なので、これを摂ることが糖尿病患者にとって有利なはずです。

経口血糖降下剤が適用されるケースは多いのですが、これには血糖値を下げる効果は期待できても、問題のHDLの低下は救えないという報告もあります。ですから、ビタミンの価値はあなどれません。HDLの低値は、心筋梗塞や脳梗塞・網膜症・大動脈石灰化など、動脈硬化に関連する血管障害の可能性を高めるおそれがあります。

私のビタミンのリストの中には、ユビキノンもあります。ユビキノンが、ミトコンドリアの電子伝達系の一員であることは、ご存じの通りです。これを十分に用意すれば、エネルギーの発生を促進し、ブドウ糖の消費を高めるので、血糖値を下げる方向に働くといわれます。また、ユビキノンがインシュリンの生成を促進する、という報告もあります。一方、糖尿病患者にはユビキノンの欠乏がみられる、という報告もあります。

神経束の構造

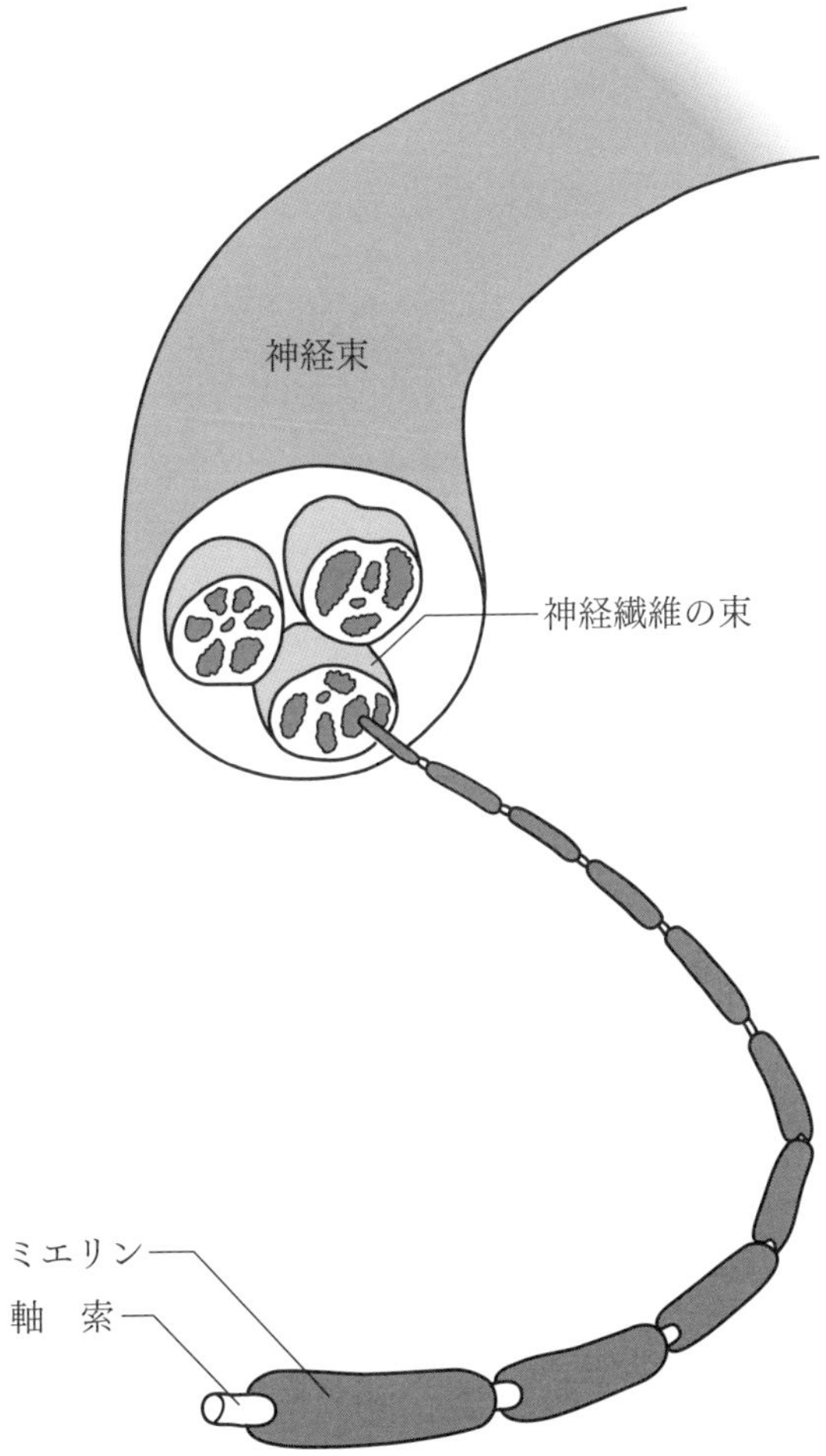

私のビタミンリストには、ビタミンB_{12}もあります。糖尿病患者は、この血中濃度が下がっており、インシュリンを投与すると回復します。血糖値が高いと、神経細胞がいろいろな故障を起こし、末梢神経障害が生じます。これを「糖尿病性ニューロパチー」といいますが、ビタミンB_{12}によって、この症状が改善されることも分かっています。

糖尿病には、三つの合併症があるとされていますが、それは、腎症・網膜症、そして神経症です。糖尿病性ニューロパチーの症状は、こうです。アキレス腱反射の消失、脚の知覚異常などのほか、ベッドの中で脚が痛んだり、足の裏が熱くなったりすることがあります。脚の深部の知覚がなくなるために、歩行障害が起こることもあります。

ところで、神経細胞からは、「軸索」と呼ばれる長い紐が出ています。「神経束」はその束です。軸索は、電気信号を伝えるケーブルのようなもので、「ミエリン」という名の被覆をかぶっています。糖尿病は、このミエリンに障害が起きているために、ここに書いたような症状が現れるのです。糖尿病患者は、坐骨神経のビタミンB_{12}の濃度が低く、そのために下肢に故障が起きやすいのです。ミエリンの修復には、ビタミンB_{12}が必要なことが、以前から知られています。

糖尿病になると、ミエリンがやられるのですから、ほかの神経も無事ではいられません。「糖尿病性自律神経障害」もあります。立ちくらみ・下痢・インポテンツなどが、その症状です。ケーブルの被覆が傷むと、神経伝達が遅くなります。けれども、ビタミンB_{12}を与えると、その速度が回復することが、ネズミについて確かめられています。

統計によれば、糖尿病患者の平均寿命は、全人口のそれより10年短いといいます。それをそのまま受け取ってよいならば、私は、もうかなりよけいに生きたことになります。カロリー制限なしにそれを可能にしたのは分子栄養学だ、と私は信じています。

私が今、自信をもって、成人病は予防できる、と声を大にしていえる背景には、私自身が、私の理論によって、糖尿病の克服に成功したこと、また、ガン・心不全・脳卒中などの成人病の心配をせずに毎日を送っていることなどの、具体的な事実があるのです

エピローグ

口ぐせのように言っていることですが、私は、重症の糖尿病患者です。インシュリンの注射を、一日も欠かすことができません。糖尿病という病気は、合併症が多種多様なため、確実に命を縮める恐ろしい病気とされています。平均寿命の短縮は、10年というのが定説です。

ところが今、私は88歳になりますから、日本人男性の平均寿命を10年以上オーバーしてしまいました。これは、私の健康自主管理システムの実践によって、おそいかかるもろもろの合併症をおさえこんできたからにほかなりません。

糖尿病合併症の大きな柱は、血管障害による病気です。脳卒中とか心不全とかが、その親玉といってよいでしょう。そして、これらが成人病のトップグループにあることは、我々の常識です。

みえを切らせていただけるならば、私は「成人病の闘士」としての実績をもっている、と言っておきましょう。

世の中には、成人病がこわくて、定期検診を受けたり、人間ドックに出入りしたり、ガンの早期発見にご執心だったりで、医療依存健康管理をやっている中高年者が少なくないようです。ところが、私は、そういうことをまったくやっていないのです。私が医師の門をたたくのは、インシュリンの注射量を決めるために、血糖値を検査してもらうときだけです。注射量が28単位と安定していることもあって、検査の間隔は1年半ぐらいにしています。これは、私が勝手に決めたのです。

主治医は私の本の愛読者で、血液検査のたびに、「食事制限はやっていますね」と尋ねます。私はあいまいな返事しかしませんが、正確に答えれば、ノーということになります。本文でも書いた通り、私は、食事制限のことなど頭にありません。大の甘党なので、大福二つなどはお茶の子なのです。そのくらいのことができなくて、何の健康自主管理か、という思いで暮らしています。

私の健康管理は、食生活中心です。それは、

①すべてのビタミンをあびるほど摂る、
②高タンパク食を維持する、
③活性酸素除去物質を摂る、

の3点にしぼられます。

旅行に出たときには、摂取タンパク量が減るのを予想して、朝食前に配合タンパクを摂る、摂取タンパクの総量が分かったところで、夕食後に配合タンパクを摂る、というような周到な態度で、食生活を設計しているのです。

私がこの本を書いたのは、自分が成人病は予防できると信じていること、そしてまた、私

自身が成人病の予防に成功していることによる、と考えていただきたいのです。
なお、私の糖尿病は、成人病としてでなく、鉛中毒によるものです。念のために。

1989年3月

三石　巌

父・三石巌とメグビーについて

株式会社メグビー　代表取締役　笹木多恵子

父・三石巌は1901年（明治34年）に生まれ、1997年（平成9年）95歳で亡くなるまでに、物理学者として自然科学全般の知識を得て、児童書、科学書、健康関連の書物を300冊あまり書き残しました。出版されてから長い年月が経ち、現在では、絶版になっているものがほとんどになりました。科学や医学の情報は日進月歩で変化を遂げ、多くの関連書が次々と出版されているにもかかわらず、三石の著書を読みたいという声が今日も絶えません。

三石巌は「100年経っても腐らない情報でなくてはならない」と言っておりましたが、30年以上も前に仮説としていたことが、徐々に肯定されていくことは驚きでもあります。

発明家を夢見た父は、「三石理論」という大きな財産を遺して逝きました。

自分や家族の健康を考えるとき、医師に委ねるのではなく、誰もが正しい知識を学び、健康の自主管理ができることを願い、科学的生命観と論理的思考による三石理論が誕生しました。学ぶことによって的確な健康管理ができることを身をもって示し、正しい知識や情報の蓄積がなければ健康の自主管理は難しいことを訴えています。

三石巌は、1981年には、学問の後継者を育て、講演会、書籍の出版を通じて三石理論を広く発信するために三石理論研究所を設立し、また、自らの理論の上に成り立つ健康食品が手に入らないことから、1982年には三石理論による製品群を揃えた株式会社メグビーを設立しました。株式会社メグビーでは現在も、三石理論に基づくさまざまな食品群を提供し続けております。

本書が皆様の健康の維持、生活習慣病や老化の予防、改善などにお役に立つことを願ってやみません。

2017年5月

三石 巌　MITSUISHI Iwao

1901年－1997年。東京生まれ。東京帝国大学（現東京大学）理学部物理学科および同工学部電気工学科大学院卒業。日本大学、慶應義塾大学、武蔵大学、津田塾大学、清泉女子大学の教授を歴任。理科の教科書、子どものための科学書から専門書まで、生涯著作は300冊以上にのぼる。科学学術用語の統一にも力を尽くした。60歳の時に分子生物学の研究を開始し、三石理論を確立、分子栄養学による健康自主管理を実践した。株式会社メグビーと三石理論研究所はその活動拠点として自ら設立したものである。創造性と論理に基づく発明家精神を発揮し続け、活性酸素の害は驚くほど早い時期に提唱していた。亡くなる直前まで講演、執筆による啓蒙活動を続け、生涯現役を貫いた。

成人病は予防できる
活性酸素と成人病のメカニズム
健康自主管理システム❺

2017年7月25日　初版第1刷発行
2022年10月25日　初版第3刷発行

著者　**三石 巌**
発行人　**阿部秀一**
発行所　**阿部出版株式会社**
〒153-0051
東京都目黒区上目黒4-30-12
TEL：03-5720-7009（営業）
03-3715-2036（編集）
FAX：03-3719-2331
http://www.abepublishing.co.jp
印刷・製本　**アベイズム株式会社**

ISBN978-4-87242-656-4　C0047